日本漢方養生学協会　認定

増補改訂版

薬膳・漢方 検定

公式テキスト

薬日本堂　監修

実業之日本社

はじめに

「薬膳」という言葉からどんなイメージが浮かびますか？
「辛い火鍋」「珍しい食材が使われている中華料理？」「お薬みたいな味かしら」「高価でめったに食べられないもの」などさまざまな声を聞きます。

　しかし、特別な食材を使うのが薬膳ではありません。身の周りに存在し、日々みなさんが食べているものが薬膳の素材です。健康を維持するために、いつどのようなものを、どのように食べるかを正しく知ることが、薬膳を知ることといえます。薬膳は日常に起こるちょっとした不調や、季節で起こりやすい体調の変化を防ぐためにあります。

　薬膳は、「漢方」と深い関わりがあります。
　漢方とは、中国大陸から仏教と一緒に渡ってきた、元気に若々しく生きるための生活の知恵です。健康な状態を維持するための暮らし方や、不調があるときの対処法を教えてくれます。漢方薬だけではなく、鍼やお灸、気功、あんまや指圧などが含まれ、薬膳もその一部です。
「薬膳・漢方」の考え方はいたってシンプル。本書ではまず、漢方の役割と、すでに私たちの生活に応用されている漢方の考え方を学びます。自然に生きるうえでの大きなヒントになり、薬膳の根底に流れている理論でもあります。そのうえで、薬膳の基本的な考え方と代表的な食材の特徴を学びましょう。毎日の食事に活かせる薬膳は、季節や風土、個人の体調や体質に合わせて献立を組み立てる技術です。多くの方が学び、日常生活にとり入れたいと人気が高まっています。

「薬膳・漢方検定」は、一般社団法人日本漢方養生学協会が主催する検定です。先人たちが培ってきた漢方の理論と薬膳の基礎を学ぶことは、心と体が喜ぶ、大自然の営みと調和した生き方につながります。自然の中にあるヒントを学び、食、薬膳という形で体現してみましょう。みなさんと家族の健康長寿につながるよう願っています。

もくじ

第1章 現代の薬膳・漢方

第2章 漢方の基本

第3章 薬膳の基本

第4章 身近な食材

第5章 薬膳・漢方と暮らし

薬膳・漢方検定対策集

本書の勉強方法

■本書は「薬膳・漢方検定」の公式テキストです。検定に合格するための学習に用いるのはもちろんのこと、薬膳・漢方の基礎を学び、生活に活かすためのヒントがちりばめられています。

■「ここがポイント！」には、これから学ぶ内容の重要項目を挙げました。念頭に置いて読み進めましょう。

■各章末の「学習ポイント」には、学んだ内容と覚えるべきポイントを要約してあります。重要項目をまとめてあるので、人物や書籍などの固有名詞、理論で使われる語句などはとくに重要です。

■第1章から第3章は、薬膳・漢方を学ぶうえでの土台となる知識です。はじめてみる語句や表現も多いでしょう。先人たちが経験で積み重ねた知識なので、意味を深く考え込んでしまうと進めなくなってしまいます。「なるほど、こう考えたのね」というように飲み込んで覚えておくとよいでしょう。

■第4章は、毎日の食事に欠かせない一般的な食材のほか、生薬としても用いられている乾物など、代表的な食材がとり上げられています。「学習ポイント」にあるように、重要な部分は暗記しましょう。日ごろから食材の働きについて、意識してみるとよいでしょう。

■コラムでは、薬膳・漢方の雑学、身近な知識をとり上げています。薬膳・漢方の入り口として、イメージを膨らませながら、読んでいくとよいでしょう。

■巻末に検定の模擬問題を50問掲載しました。問題の解説を合わせて読むことで、復習になります。検定問題の傾向を知るうえでも、大切です。どこまで覚えられたか腕試しのつもりで解いてみましょう。

第 1 章

現代の
薬膳・漢方

　「漢方＝漢方薬」ではありません。同様に、「薬膳」
は特別な食材を使った料理ではありません。では、
いったい漢方とは、薬膳とは、どのようなものな
のでしょう。
　漢方の起源は中国古来の自然哲学に基づいた中国
医学ですが、漢方は日本に根づき、日本の気候風
土、日本人の心と体に合わせて育まれた伝統的な
考え方です。
　薬膳は、漢方の考え方を用いて旬の食材で作る毎
日の食事です。それは、食材のことを知り、健康
のために考えて食べる、現代でいう「食育」とも
いえます。

1. 漢方とは

- 「漢方」は自然哲学に基づき、病気を未然に防ぐ知恵
- 漢方は「病人」の心と体、全体を重視する

─────── 予防医学としての漢方 ───────

　現在の日本は、男性の平均寿命は80歳、女性の平均寿命は86歳を超え、世界に誇る長寿大国になりました。しかし、「長生き」できるようにはなったものの、はたしてどれほどの人が「健康な状態」で暮らしているのでしょうか。

　多くの人が、さまざまな病気や心の不調を抱えながら生きています。このような今、できるだけ病気にならないように、自分で自分の体を管理して未然に病気を防ぐ「予防医学」について考える人が増えてきました。食事や睡眠、運動、働き方など、毎日の生活習慣に留意して、自分の心と体に向き合うこと。この考え方こそが「漢方」の根底にあるものなのです。

　漢方というと、漢方薬だけをあらわすと思っている人もいますが、「漢方」＝「漢方薬」ではありません。漢方の本質は、自然哲学に基づく「医学」「薬学」「養生学」にあります。なかでも、最も重要としていることは生命力、自然治癒力を高めていくこと。このことこそ現代を生きる私たちが必要としている「予防医学」なのです。

　最近よく使われるようになった「未病」という言葉。未病とは、肩こりや肌あれ、疲れやすい、冷えなど、体が何らかのサインを出している状態のことで、病気が芽生える初期の段階のことです。

　漢方の起源である中国医学の古典には、「上工治未病」（名医は未病を治す）という有名な言葉があります。病気になる前に体が出したサインを感じとり、病を未然に防ぐことができる人こそが、最高の名医であるという意味です。

　漢方を学ぶということは、自分で自分の心と体を管理し、病気にすらならない生活を送るための知恵を学ぶことなのです。

漢方の起源と歴史

　漢方の起源は自然哲学に基づいた古代中国医学です。人間は、あくまでも自然の一部であり、自然を知ることが自らを知ることにつながっています。

　中国医学に関していえば、中国最古の王朝とされる殷（紀元前15世紀〜紀元前11世紀）にはすでに疾病に関する記録があり、占い目的と同時に、経験的医療も行われていたと考えられています。さらに、周（紀元前11世紀〜紀元前8世紀）の書物には、医療制度として食医（食事療法）、疾医（内科医）、瘍医（外科医）、獣医の4つの区分があったことが記されています。

　中国医学は、漢の時代（紀元前206年〜220年）にその基盤が確立しました。この時代までに成立し、現代に伝わる書として『黄帝内経』『神農本草経』『傷寒雑病論』の三書があり、現代においても非常に重視されています。

　中国医学は、文化や宗教とともに、朝鮮半島、海を隔てた日本へと伝わってきました。日本には、7世紀初めの遣隋使派遣以降、仏教伝来と時を同じくして伝わったとされています。

　最初は中国医学の模倣でしかなかったものが、次第に日本の風土や気候、民族に適した形に整理されるようになりました。これにより漢方という日本独自の医学が成立したのです。現存する日本最古の医薬学書である『医心方』が、984年に平安時代の医師、丹波康頼の手によって完成されました。ここには日本の風土や日本人の思考が広く反映されています。

■ 「漢方」とは

日本独自のもの。自然哲学に基づいた古代中国医学が日本に渡り、日本の風土や気候に合わせて発展した。漢方薬、鍼灸、あんま、気功、薬膳など、「医学」「薬学」「養生学」のすべてを含むと考える。

■ 「未病」とは

病気未満の状態をあらわす。たとえば、なんとなくだるい、疲れやすい、手足が冷える、食欲がないなど。病院に行って検査をしても、これといった異常がみつからない場合が多い。

■中国医学の古典

『黄帝内経』

中国古代の伝説上の聖人のひとり「黄帝」がその臣下で名医の岐伯らと問答する形式で書かれている漢方の理論書。『素問』『霊枢』の二書がある。

『神農本草経』

医薬の祖と称される「神農」の名前にちなんで著述されたもので、生薬365種（植物薬252種、動物薬67種、鉱物薬46種）が上品、中品、下品の3ランクに分類されている。上品は生命を補う薬で、生命力を強化し、老化を予防するもの。中品は心身のバランスをとり、健康を保つ薬。体質や症状に合わせて服用するもので、使い方を間違えると害になる。下品は病気の治療に用いられる薬で、強い作用があるので副作用も激しく、使い方には注意が必要とされている。

『傷寒雑病論』

急性疾患の治療『傷寒論』と慢性疾患の治療について書かれた『金匱要略』の二書がある。後に高く評価され、薬物療法のベースになる。かぜの初期に用いる処方として有名な葛根湯も掲載されている。

漢方の特徴

　漢方では、人間をひとつの連動したシステムとみなしています。心と体は別々に切り離せないもので、つながりや全体のバランスが重要であると考えます。また、このシステムは自然の法則ともつながっているとみなします。

　そのため、病気や心身の不調を改善するときも、不調の一部だけを切り取ってみるのではなく、心と体の全体をみます。そして、自然薬を用いる、生活リズムを整えるなどして、その人の生命力、自然治癒力の強化に努めます。

　つまり、同じ症状であっても原因は人それぞれ異なるので、「病気」そのものよりも「病人」の全体を重要視します。治し方も人それぞれ異なります。ですから、健康になりたいという本人が自ら行動することが何より大切で、漢方薬を飲むだけで健康になれるわけではありません。

人の健康を木にたとえて考えてみましょう。健康な状態とは、大地にしっかりと根を張り、しっかりとした太い幹から枝が伸び広がり、青々とした葉が茂っている状態です。

何らかの理由で枝が枯れ、葉も枯れたとしましょう。みなさんは枯れた葉だけをむしり取りますか？ 枯れた枝は剪定するにしても、根元に水をやり、幹が太くなるように気を配るはずです。漢方も同様に、根元を養うことが大切だと考えます。

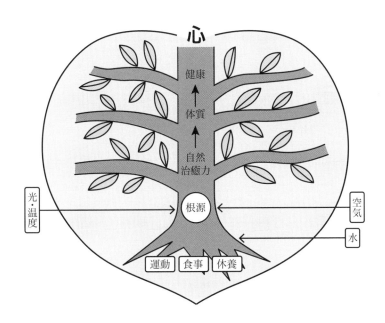

病名より症状の特徴

漢方では「病名を重視しない」というと驚かれるかもしれません。たとえば、アトピー性皮膚炎と診断された二人。Aさんは水疱が出て痒みがひどく、かきこわしてしまうという症状。Bさんは全身が乾燥し痒くなるという症状。病名は同じでも症状が異なるので、漢方薬も違うものが選ばれます。

2. 養生とは

> **ここがポイント！**
> ● 「養生」とは生活の中で生命力、自然治癒力を高めること
> ● 養生は自然との調和を重視する

「養生」とは

　漢方で重要とされているのが、生命力、自然治癒力を高めるという「養生」の考え方です。「養生」とは文字通り「生命を養う」ことで、真の健康に向かって生命力を養い高めていくことです。

　真の健康とは、単に「病気ではない」というだけでなく、心も体も快適に毎日を生きるということです。そう考えると、養生とは、病気の手当てをして保養することや病気を予防することだけに留まりません。常に前向きに自分の健康をとらえて、積極的に健康になろうという考え方です。

　養生の実践では、自分の心と体の状態に合わせて、日々よいことを積み重ねていくことが大切です。それは私たちが自分の生を全うするまで続くものなのです。

　人はそれぞれに弱い部分とよい部分とがあります。よい部分をさらに伸ばし、弱い部分はよい部分で引き上げて改善していきます。そうして全体がよりよい方向を目指していけるようにすればいいのです。

　たとえば、仕事の形態から昼夜逆転の生活をせざるを得ない人もいます。ストレスなどからイライラしたり、ちょっとしたことで不安を抱えてしまったりする人もいます。体によくないと思ってはいても、タバコやお酒、過食をしてしまう人もいます。自分の生活のなかで、こういった、不自然だな、悪いなと思うものを少しずつでも減らし、心と体が喜ぶことをひとつずつ増やしていくことが大切です。

養生の原則

　養生をするうえでは、人間も自然の一部であり、自然のリズムに逆らって暮らすことは、心と体の不調につながると考えます。自然と調和し、自然とともに生きるという基本的なことこそが大切なのです。

　自然との調和を考えたときに、私たちが暮らす土地や気候の変化などが深く関

係してきます。「陰陽論」と「五行説」（第2章参照）という漢方の考え方があ
ります。これは、自然界の営みを理解するためにまとめられたもので、人間もこ
の陰陽と五行のバランスが整うことで、本来の健康を保てると考えます。

　不摂生な生活を続けると、四季や陰陽の変化に適応できず、バランスが崩れて
外邪（体に悪影響をおよぼすもの）が侵入して、病気をしやすくなります。

　たとえば、毎年秋になると必ずのどが痛くなり、かぜをひいて体調を崩すとい
う人は、夏の過ごし方と秋の迎え方が季節に合っていなかったと考えることがで
きるのです。①暑くて食欲が進まず、冷たいものばかりを食べたり飲んだりした
②一日中冷房の効いた部屋で過ごしていた　③日中たくさん汗をかき、さらに夜
更かしする日が続いた　④朝晩は涼しくなっているのに、いつまでも薄着で過ご
していた、など思い当たることがあるはずです。

　一方で、心と体の関係も無視できません。心と体は紙の表と裏と同じで切り離
せるものではなく、どちらか一方でも不調になれば、バランスが崩れて両方に症
状があらわれます。生命を輝かせるためには、体を鍛えて手入れをすると同時に、
心も常に前向きに明るく考えて、安定させることが大切なのです。

Column

養生訓

　『養生訓』とは、寿命50歳といわれた江戸時代に84歳まで生きた儒学者、貝
原益軒が、中国医学書のエッセンスに自らの体験と知恵を加味して、83歳のと
きに書いた健康指南書です。現代を生きる私たちにも読み継がれる、大切な「養
生」の心得です。

　養生とは継続が大切。大抵のことは、努力して続けていれば、必ずよい結果が
得られる。たとえば、春に種をまいて夏によく養分を与えれば、秋になって必ず
収穫が多いようなものである。もし、養生の術を努めて学び、長い期間実行すれ
ば、体は丈夫になって病気もせず、天寿を全うし、長いこと人生を楽しめるのは、
当然のことである。この道理を疑ってはならない。
　　　　　　　　　——『養生訓』(貝原益軒・著、松宮光伸・訳注、日本評論社)

———— 暮らしのヒント ————

　現代を生きる私たちの暮らしは、人類の長い歴史のなかで考えると、非常に便利で快適になってきました。その反面、自然に沿った生活、人間が自然と調和して生きる暮らし方が漢方での「健康」だと考えると、どうでしょう。

　自然があふれていた時代に比べて環境は悪くなっています。科学技術の発展によって自分の手足を動かす機会は減り、暑さや寒さといった環境そのものを冷暖房で変えてしまい、順応する必要性を減らしてしまいました。

　身の周りには音や画像などの情報があふれ、人が密接して暮らしているのでストレスも多く、心を鎮める時間が少なくなっています。

　また、食べ物にしても、欧米のような肉食が多くなり、便利な加工食品をとることが増えています。野菜は一年中、常に店頭に並び、いつのまにか旬がわかりにくくなってしまいました。

　このような状況は、とても自然と調和し、心と体のバランスがとれているとはいえません。現代を生きる私たちが古代の人々の生活に戻ることはありません。しかし、健康に生きていくために今の暮らしを見直し、少しでも自然に生きるように日々心がけることができるのではないでしょうか。

■今の暮らしを見直すには

・季節や気候に合わせた暮らし方を心がける

・体を適度に動かす

・運動や休養の中でストレスを発散させる

・日本の伝統的な食事（穀菜食中心＋発酵食品）を意識する

・旬のもの、土地のものを中心に腹八分目、しっかり噛んで食べる

　　　　　　　　　　　　　　　　　　　　　　　　　　　　など

3. 薬膳とは

- 「薬膳」は理論に基づき、食べる人の状況に応じて作る食事
- 「薬食同源」は薬膳の根本的な考え方

薬食同源

「薬膳」は、漢方の理論に基づいて、体質や症状、体調、季節などに合わせて（弁証）レシピを作るオーダーメイドの食事（施膳）です。この考え方を「弁証施膳」といいます。

薬膳料理と聞くと、「漢方薬が入った、薬っぽい料理」と思う人もいるでしょう。薬膳料理を「薬を入れた料理」と考えるのは、正しいとはいえません。なぜなら、元来、薬と食材はどちらも食べ物であり区別はないというところから、薬膳の考え方は出発しているからです。

先人たちは暮らしのなかで、どの食材がどのような味と性質をもち、また、それぞれの食材が心身にどのような影響を与えるのか、身をもって経験し、学んでいきました。

食べやすい味で体に大きく変化を与えないものが、日常的によく食べられるものとなり、現在の「食材」として常食されています。そして、効能や毒性があり、体に変化を与えるものが「薬」として利用されるようになったといわれています。

つまり、同じものでも目的に応じて「薬」にもなり、「食材」にもなるという考え方、すなわち「薬食同源」が薬膳の根本的な考え方なのです。

食材と食薬と生薬

その昔、お腹を空かせた先人が、あるものを口に入れて食べてみたら「なんだか体がほかほかする」とか「すごく元気になった」などの体験をしました。そこから、空腹を満たすだけでなく、寒い日や体が冷えるときは体を温めるもの、病気の後など体が弱っているときは滋養強壮のものと、口に入れるものを選ぶようになったのだと考えてみましょう。先人は、とても敏感に自分の心と体に向き合っていたことがわかります。

そのような先人たちの経験の積み重ねから、「食材」「食薬」「生薬」という区分で考えることができます。

■「食材」「食薬」「生薬」とは

食材：空腹を満たし栄養を摂取するために食べるもの、食べ物としての価値が明確なもの（穀類、いも類、野菜など）

食薬：食材と生薬の両方で使用できるもの（山いも＝山薬、しょうが＝生姜、シナモン＝桂皮）

生薬：薬効が目立つもの、病気の予防や治療するために食するもの（麻黄…発汗を促す、大黄…排便を促す）

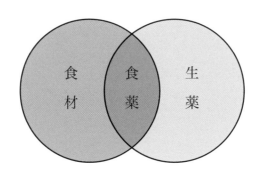

薬膳の歴史

　薬膳の起源はいつのころでしょう。

　古代中国の神話伝説時代から伝わる『神農賞百草』という伝記があります。神農は食べ物として使うものと、治療として使うものを自分の体で実験をして、区別したといわれています。多いときで、1日70回も毒に遭遇したそうです。このような経験から「百草」の効能、また、毒の有無がわかり、その後の薬物学書の基礎になりました。

　薬膳という言葉は『後漢書』(430年ごろ) ではじめて使われています。薬膳は、中国医学の始まりから芽生え、さまざまな食材を用いるなかで、空腹を満たすとともに、健康維持や病気の予防と治療にも役立ってきました。薬膳の歴史は、中国医学の歴史とともに歩み、漢方に反映されてきたのです。

　薬膳の歴史上で有名なのは、商（紀元前16世紀）の人物「伊尹」で、料理の第一人者といわれています。五味（51ページ）の調和や火加減などのコツを、国を治めることと関連させて、料理人から政治家になった人です。生薬を数種類合わせて煎じ、抽出する方法を発明したのも伊尹だといわれています。

食育としての薬膳

　現在、薬膳と並んでよく用いられている「食養生」という言葉は、食材の性質や効能を活かし、病気の予防や健康増進を、食事を通して図ることをあらわします。そのためには、食材のこと、また、食べる人の心と体のことをよく知る必要があります。

　養生では自然との調和が大切ですから、食材の旬の季節、産地を含めて、性質や効能についての理解が必要です。また、薬膳においては、「いつ（季節、朝昼晩など）」「どこで（寒い地方、冷房の効いた部屋など）」「だれが（男女、体質、体調、年齢など）」「どのように（温めて、スープにして）食べるのか」「食べ合わせはどうなのか」なども、気をつけなければなりません。

　本来の薬膳は、この症状にはこのレシピなどと決めつけるのではなく、食べる人の状況に応じて食材を選び、調理法を考えることが基本です。これがまさに「弁証施膳」なのです。

　食材のことを知り学ぶ薬膳は、老若男女、誰でもいつからでも始めることができる食育ともいえます。

Column

台所は薬箱

　たとえば、味噌という食材ひとつをとっても、きゅうりにつけて食べるのか、味噌汁にするのか、やけどのときに湿布のように塗るのかなど使い方はさまざま。

　おばあちゃんの知恵袋のように昔から伝えられている利用法は、食材の性質や効能を知っているからこそ生まれたものです。ひと昔前は、医者を呼ぶほどでもない症状にはこうやって台所のものを使って、対処していたのです。

ツボも漢方

　漢方には漢方薬だけでなく、薬膳や鍼灸、気功なども含まれます。中でも鍼灸では、気血の通り道「経絡」にある反応点「ツボ」を用います。

　ツボは、私たちの全身に分布しています。気血水の不足や滞りがあると、心身のバランスが乱れて不調が起こります。このとき、適切なツボを刺激することで五臓や気血の流れに働きかけ、穏やかにバランスを整えることができます。

　ここで日常に役立つツボをいくつかご紹介しましょう。

■ ツボの押し方
・指の腹で痛くなり過ぎないように押す
・顔以外のツボは、「1回6秒押して離す」を6～10回繰り返す
・手足は左右両方を押す

百会
場所：頭頂部のほぼ中央、両耳の上端を結ぶ線と眉間の中央から延ばした線が交わる点
効果：全身のエネルギーが集中するツボで、気の流れを調整するので、頭痛やめまい、耳鳴りなどによい

労宮
場所：手のひらの中央、拳を握ったときに中指の先端があたる点
効果：気血の流れをうながして、緊張を緩和させるので、疲労回復にもよい

合谷
場所：手の甲、親指と人差し指の分かれ目にあるくぼみ
効果：血の巡りをよくするので、肩こりや頭痛、月経痛などにもよい

湧泉
場所：足の裏、足指を曲げたときにできるくぼみの中央部
効果：エネルギーが湧くツボといわれ、気や水を巡らせるので足のだるさやむくみなどによい

薬膳茶を楽しむ

　中国では「万病の薬」といわれるお茶。ちょっとした不調は、野菜や果物、食薬などをブレンドした薬膳茶で対処するのもよいでしょう。

　中国茶には、茶葉の加工法の違いから、それぞれ体の熱を冷ます寒涼の性質、体を温める温熱の性質があります。日本で、一般的に飲む緑茶や紅茶も同様に考えて、季節や体調に合わせたブレンドを楽しみましょう。

■お茶の性質

緑茶	不発酵	中国緑茶（西湖龍井茶）、日本茶	寒涼
白茶	微発酵		↓
黄茶	弱後発酵		↓
青茶	半発酵	烏龍茶（凍頂烏龍茶）	↓
紅茶	完全発酵	中国紅茶（ライチ紅茶）、紅茶	↓
黒茶	後発酵	プーアール茶	温熱

■おいしいお茶のいれ方

・急須やポットでいれる

時間がないときや成分の出やすい茶葉の場合に。

①急須に茶葉を入れて、熱湯を注ぐ（熱湯250mlに対して茶葉約3g）

②ふたをして、5分程度蒸らしてから飲む。急須のお茶は残さず注ぐ。

・やかんで煮出す

やかんの素材は、なんでもよいが鉄瓶はNG。鉄の成分がお茶に出てしまい、お茶本来の成分やおいしさを損なうため避ける。

①沸騰させたお湯800ml〜1ℓに対して、茶葉10〜15gを入れる。

②弱火で5〜10分ほど煮出して火を止める。

③茶殻を取り出してから、茶碗に注いで飲む。茶殻を入れたままにしておくと、煮出したお茶の成分が茶殻に戻ってしまうので注意する。

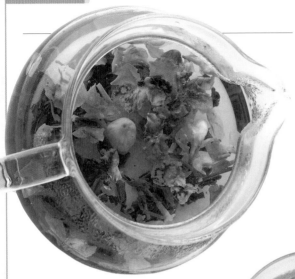

春 の 薬膳茶

イライラやのぼせ、頭痛に

ジャスミン
ローズ茶

【材料（1人分）】

緑茶	2g
ジャスミン	0.5g
ローズ（マイカイカ）	0.5g
はすの実	1個
熱湯	250ml

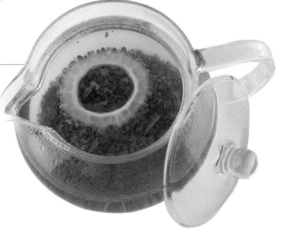

夏 の 薬膳茶

暑気払い、目・鼻・のどの不調に

にがうり緑茶

【材料（1人分）】

緑茶	3g
にがうり	1枚（輪切り）
熱湯	250ml

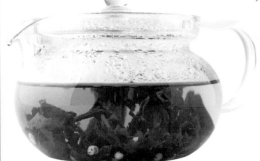

梅雨 の 薬膳茶

むくみやダイエット、高血圧に

はとむぎ烏龍茶

【材料（1人分）】

烏龍茶	2g
はとむぎ	0.5g
熱湯	250ml

秋 の薬膳茶

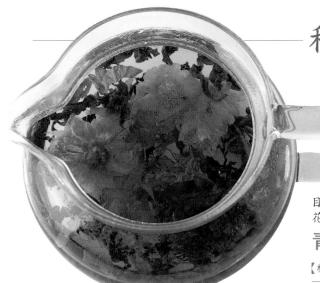

目の疲れ、のどの炎症、
花粉症予防に

青じそ菊花茶

【材料 (1人分)】

凍頂烏龍茶	3g
青じそ	1枚分
菊花	2輪
熱湯	250ml

冬 の薬膳茶

ストレスや月経前症候群、
更年期障害に

きんもくせい
紅茶

【材料 (1人分)】

ライチ紅茶	3g
きんもくせい (桂花)	0.5g
はちみつ	少々
熱湯	250ml

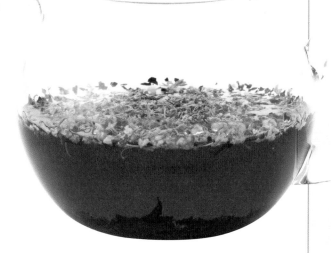

―気血水の薬膳茶―

市販のハーブティーなどを活かして、気血水のめぐりを整えるブレンドです。

気めぐりの薬膳茶　　　　血めぐりの薬膳茶　　　　水めぐりの薬膳茶

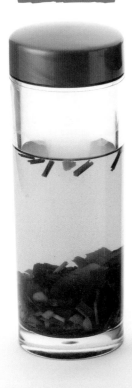 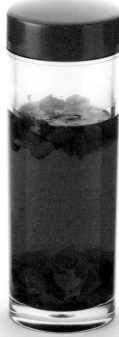 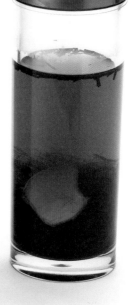

胃腸トラブル、疲れたときの 気分リフレッシュに	肌の乾燥、シミやくすみが 気になるときに	むくみ、足腰の冷えが 気になるときに
チンピ烏龍茶	**レッドルイボスティー**	**生姜ほうじ茶**

【材料（1人分）】　　　　【材料（1人分）】　　　　【材料（1人分）】

烏龍茶	2g	ルイボス	2g	ほうじ茶	1g
チンピ	2g	くこの実	3g	生姜スライス	1枚
レモングラス	1g	ローズ（マイカイカ）	1g	とうもろこしのひげ	1g
熱湯	300ml	熱湯	300ml	熱湯	300ml

民間薬で養生

　日本には山野草が多く、昔からそれぞれの土地で「こんな症状にはこの植物が効く」などと実体験をもとに伝えられているものがあります。このように民間に薬草として伝わっているものを「民間薬」といいます。民間薬は漢方の生薬と違って、特別な理論や組み合わせ、定められた飲み方などはありません。一種類を煎じて飲んだり、葉などを患部に貼るなどして用いられます。手に入りやすく、大きな副作用もないので、手軽に使えるのが特徴です。身の周りにある草木に目を向けて活用するのも、養生の一環になります。

■ **代表的な民間薬**

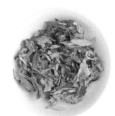

よもぎ（生薬名：艾葉）
・よもぎ餅などにしたり、煎じてお茶として飲む
・キクの葉に似ていて、裏面に生えている白い綿毛を集めたものがもぐさ（善燃草）といい、お灸の素材となる
・外用として、葉をもんで傷や虫刺されの患部に貼り止血
・入浴剤として用いれば温浴効果が得られる

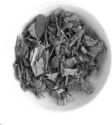

どくだみ（生薬名：十薬）
・主に煎じてお茶として飲むが、春先のやわらかい葉は天ぷらにもできる
・便秘、肌荒れ、尿量減少に有効で医薬品としての認可を受けている
・生の葉を鼻に詰めると鼻づまりの解消に
・入浴剤として用いれば殺菌効果が得られる

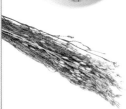

せんぶり（生薬名：当薬）
・胃腸薬として、乾燥した全草をお湯で振り出して飲んだり、粉末にしたものを利用する
・薄毛などに、アルコールで抽出し、頭皮のマッサージに用いると血行をよくする

「現代の薬膳・漢方」の学習ポイント

　漢方の起源は、自然哲学に基づいた古代中国医学です。漢方は、漢の時代に成立した三書『黄帝内経』『神農本草経』『傷寒雑病論』を基礎として、現代も私たちの健康を支えています。

　漢方の根底にあるのは生命力、自然治癒力を高めることで、「養生」につながっています。病気未満の状態である「未病」の段階で予防し、自然と調和して心身ともに快適に毎日を生きることが大切なのです。江戸時代に貝原益軒が記した『養生訓』にも、自然に生きることの大切さが描かれています。

　漢方には暮らしに役立つヒントがたくさん詰まっています。その知恵を食事に活かすのが「薬膳」なのです。

漢方

「漢方＝漢方薬」ではありません。漢方には、漢方薬、鍼灸、あんま、気功、薬膳など、「医学」「薬学」「養生学」のすべてが含まれています。

　重要なことは生命力、自然治癒力を高めていくこと、まさに予防医学です。

■漢方による不調のとらえ方

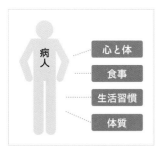

・心と体は一緒に整える
・病気より病人をみる
・自然薬を用いる
・生活のリズムを整える
・健康になりたいと自分で行動する

漢代の中国医学古典
『黄帝内経』『神農本草経』『傷寒雑病論』

日本最古の医薬学書
『医心方』丹波康頼（984年）

養生

　生命を養うことです。養生の実践は、日々自分の心と体によいことを積み重ねていくことといえます。大切なのは自然と調和し、自然とともに生きることです。

自然と調和 ＝ **真の健康**

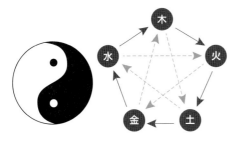

陰陽五行説

・旬のものを選んで、日本の伝統的な食事を心がける
・しっかり噛んで腹八分目の食事
・体を適度に動かし、季節や気候に合わせた暮らしをする

薬膳

「弁証施膳」が基本です。
　弁証とは、漢方の理論に基づいて、体質や症状、体調、季節などを考慮すること。施膳とは、弁証をふまえて食材を選び、レシピを作成することです。

薬食同源
薬も食もどちらも隔てなく生活のなかから生まれてきたという薬膳の考え方。「食材」「食薬」「生薬」の違いも知っておくとよいでしょう。

現代の薬膳・漢方
おさらいしよう！
○×Question

次の文章が正しければ○、誤っていれば×を（　）に入れなさい。

Q1
（　）

漢方には漢方薬だけでなく、鍼灸や気功、薬膳なども含まれている。

ヒントは▶P.09

Q2
（　）

「神農本草経」は365種類の生薬を3ランクに分類している書物である。

ヒントは▶P.10

Q3
（　）

急性疾患について書かれた中国医学の古典は「金匱要略」である。

ヒントは▶P.10

Q4
（　）

漢方では、病人の全体よりも病名を重要視する。

ヒントは▶P.10

Q5
（　）

薬効が目立ち、病気の予防や治療のために食するものを食薬という。

ヒントは▶P.16

Q6
（　）

薬膳では、食べる人の状況に応じて食材を選び、調理法を考える。

ヒントは▶P.15

解答は▶P.158

漢方の基本

漢方の理論は、中国古来の自然哲学であり、宇宙観です。とても難解で遠い世界のことのように思うかもしれませんが、実は、私たちの心や体、毎日の暮らしに密着しています。漢字の並んだ専門用語や語句を身近なことに置き換えてイメージをしながら、理解していきましょう。

「五行配当（色体）表」は、漢方の考えや第3章で学ぶ「薬膳の基本」を読み解く鍵になります。タテのつながり、ヨコの関係性を連想しながら、イメージを膨らませましょう。

1. 陰陽論

—— 陰陽論とは ——

「陰陽論」とは、森羅万象は「陰」と「陽」の2のものから成り立つという理論です。陽は明るく温かく活動的なものたち、陰は暗く冷たく穏和なものたちのイメージです。

陰と陽は、相互に依存し、また対立するもので、常にバランスをとって共存していると考えます。これが大自然の一般的な法則であり、万物の発生と消滅の根本となります。

この考え方は人体の生理、病理の説明や、薬や食材の分類などに広く利用されています。陰陽論を人間の健康にあてはめると、陰と陽がうまくバランスを保っているときは健康であり、それが崩れると病が発症するという考え方になります

—— 陰陽の対立 ——

陰陽の「対立」とは、すべての物質と現象には、いずれも相互に対立する2つの面が存在していることを指しています。たとえば、上と下、昼と夜、動と静などがあり、いずれも互いに対立する属性をもっています。

先人は、陰に属する水と、陽に属する火を陰陽の基本的性質の象徴としました。「薬膳」においては、熱と寒、春夏と秋冬などがよく使われます。

■陰陽対立の例

陽	天	日	昼	上	外	動	熱	火	春夏	明	男	興奮
陰	地	月	夜	下	内	静	寒	水	秋冬	暗	女	鎮静

陰陽の互根

　陰陽は互いに対立的で、相互に依存し合っており、どちらか一方だけで存在することはできません。たとえば、昼は陽、夜は陰ですが、昼がなければ夜がなく、その逆もまたしかりです。興奮がなければ鎮静もありません。この相互依存関係を「互根」といいます。

　自然には絶対的な陰陽はないと考えます。相手次第、見方次第で、物事は陰にも陽にもなりえるのです。

陰陽図とは

「陰陽図」とは、「太極」という宇宙全体をあらわしている図です。陰と陽のバランスがとれている状態で、黒い部分が陰、白い部分が陽をあらわします。陽が増すと陰が減り、陰が増すと陽が減ります。黒と白の小さい円は、陽のなかにも陰、陰のなかにも陽が含まれていることをあらわしています。

■ 陰陽図（太極図、陰陽魚）

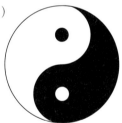

Column

お腹と背中は陰と陽どちら？

　先人は実に注意深く自然と人間を観察しています。陰陽のとらえ方にもその力があらわれています。土を耕し植物を植えるとき、人は大地に向かってかがみこみ、背中を丸めて天に向けます。このとき、背中は暖かく感じられるはず。この経験から、背中を陽、お腹を陰ととらえたといわれています。

陰陽の消長

　陰と陽は絶えず変化しています。陰陽どちらか一方が盛んになる（長）と、もう一方が衰える（消）という変化を常に繰り返しバランスをとっています。このような関係を陰陽の「消長」と呼んでいます。

　たとえば、春から夏にかけては「陽気がよくなる」というように、陽の気が次第に盛んになり温かいエネルギーに満ちてきて、明るい時間が長くなり暖かさが増します。その後、夏至をピークに秋に向けて陽の気は衰え始め、陰の気が盛り返してくるので、冷たいエネルギーが満ちてきて、秋分を越えたあたりには日暮れが早くなり寒さが増してくるのです。

■ 陰陽消長の例「四季の陰陽」

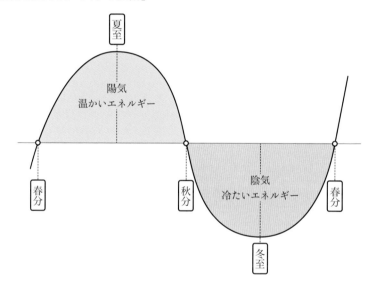

陰陽の転化

　「消長」が量の変化であるのに対して、「転化」は質の変化をあらわすものです。一定の条件下で、ある段階まで発展すると陰は陽に、陽は陰に転化する（変わる）と考えます。

　「陰、極まれば陽となり、陽、極まれば陰となる」という言葉がありますが、物質や現象がこの上ないところまで行きつけば、究極的には反対のものに変わる、

量が変化すれば、質も変わるという意味です。

　たとえば、冬の寒さ（陰）が極まると、必ず春の暖かさ（陽）が到来し、また反対に、夏の暑さ（陽）が盛りを過ぎれば、必ず秋の涼しさ（陰）が訪れることをあらわしています。

■ 陰陽転化の例

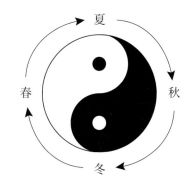

Column

暮らしの陰陽

　陰陽はありとあらゆるものに存在します。太陽と月、男と女、火と水というように、物にあてはめられているのはもちろんのこと、人や自然の営み、動きにも陰陽があるのです。

　人は朝に起きて活動し、夜に伏して眠ります。「起きて動く」のが陽、「眠る」のが陰の動きとなります。また、植物は春夏に芽吹いて生長し、花を咲かせます。そして、秋冬に実りをつけて地上部を枯らし、養分を蓄えます。このことから、「芽吹く」「花が咲く」が陽の動き、「実りをつける」「蓄える」が陰の動きとなるわけです。人がかぜをひいたときに、「寒気がしてふるえる」のが陰だとしたら、その後に「高熱を発する」のが陽となります。

　陰陽は身近に存在し、しかも隣り合わせで常に変化しているのです。自分自身の動きのなかにも陰陽を発見してみましょう。

2. 五行説

ここがポイント！

- ●「五行説」は万物が5つの要素から成り立つという考え方
- ●五行は相生・相克という法則で互いに影響している

五行説とは

「五行説」は、漢方理論を支える自然観のひとつで、万物は「木」「火」「土」「金」「水」という5つの基本要素から成り立つという説です。

「木」「火」「土」「金」「水」の5つの要素はそれぞれに、ある性質や働きを象徴しています。また、互いに助け合い、コントロールし合っており、すべてのものがつながっているという考えです。

漢方では、五行説を診断や治療、養生に応用しています。人体の組織器官、精神活動などの変化、季節や気候が体に及ぼす影響なども、五行を用いて説明しています。

Column

曜日と陰陽五行

日曜日から土曜日の7日間で一週間は構成されています。

少し考えると、日・月、これは太陽と月に該当し、火から土はまさに五行ですから「曜日は陰陽と五行から発生したもの」などと考えてしまいそうです。

しかし、もとをただせば一週間の曜日は西洋の天文学から発生したものです。古代ギリシャ人が地球から肉眼で見える太陽と月、五惑星（火星、水星、木星、金星、土星）に神様の名前をつけ、それを一週間にあてはめました。

日本での曜日は、ここに後から五行を該当させたものなのです。

---------- 五行説とは ----------

5つの要素には、それぞれ特性があります。

> ■**五行の特性とイメージ**
> 木：樹木が枝をぐんぐんと伸ばし葉が茂るように、絶えず力を尽くして上
> 　　へ外へと広がっていくイメージ。先人は木の特性を「生長発展、の
> 　　びやか、円滑」などと考えた。
> 火：炎が上を向き、熱や光を発しながら、空気の上昇や流動を引き起こす
> 　　イメージ。先人は火の特性を「炎上、発熱」などと考えた。
> 土：万物を生み出し、育て養う大地のイメージ。土は万物を受け入れて納
> 　　め、形を変えて、大地を豊かにする。先人は土の特性を「養育、受納、
> 　　変化」などと考えた。
> 金：金属の固く冷たく、他を寄せつけない清潔なイメージ。先人は金の特
> 　　性を「清涼、清潔」などと考えた。
> 水：水が下に向かって流れ、物を濡らして潤すイメージ。冷たく、火を消す
> 　　力がある。先人は水の特性を「寒湿、下行、滋潤」などと考えた。

---------- 五行説の法則 ----------

　五行にはお互いに影響を与え合っている関係があります。相手を生み助けて促進する「相生」関係、相手を抑制しコントロールする「相克」関係です。

　それぞれ五行の特性をイメージしながら、関係の理解を深めていきましょう。

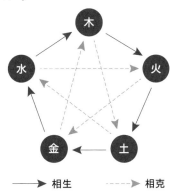

―――→ 相生　　------→ 相克

第2章　漢方の基本

■五行の相生関係

木をこすり合わせれば火が生じ、火が燃えると灰が生じて土となります。土の中に金脈はあり、金脈のそばには水が流れます。水は木を養うことができるという一定の順序があります。これは先人が自然観察によって導いたもので、この順序はいずれも母と子の関係を示しています。木は火の母であり、火は木の子、火は土の母であり、土は火の子、土は金の母であり、金は土の子、金は水の母であり、水は金の子、水は木の母であり、木は水の子と考えます。

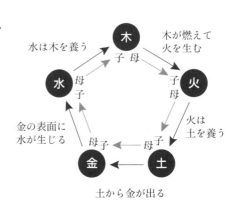

■五行の相克関係

「克」は相手に勝つという意味です。ここでは、管理する、抑制すると考えます。ここにも古代中国の人々が自然観察によって導いた順序があります。木は生長のために土から養分をもらい、土は水の流れを変えることができます。水は火の勢いを弱め、火は金属をやわらかくします。金属から作られた斧は木の枝を切り剪定します。このように相生と相克で互いにコントロールし合うのが自然の営みであり、万物にあてはまる法則でもあるのです。

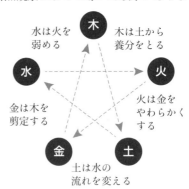

3. 五行配当表

> ここがポイント！

- 五行配当表では心と体、自然とを幅広く関連付けて分類する
- 五行配当表を応用して体調管理や養生に活かす

―――――― 五行配当表とは ――――――

　漢方では、主に五行のそれぞれの属性に基づき、さまざまな切り口で、心と体、自然とを幅広く関連づけて分類します。それを表にしたものが「五行配当表」です（五行色体表ともいいます）。

　この表を漢方の知恵として利用することで、全体像がとらえやすくなりますが、杓子定規に考えると現実とかけ離れてしまうこともあります。

　薬膳・漢方と私たちの暮らしをつなぐイメージとして、臨機応変に活用していくことが大切です。

―――――― 五臓と五行配当表 ――――――

　五行配当表の一部を使って、イメージしてみましょう。「五臓」とは漢方での内臓の考え方です。解剖での臓器と必ずしも一致せず、それも含めた機能ととらえていきます。五臓の「肝」＝肝臓ではありませんが、現代医学での機能を五臓にあてはめてみると、次のようになります。

■五臓とそのつかさどる機能

肝：自律神経系、情緒　など

心：心臓の循環機能、意識　など

脾：消化・吸収機能、水分・栄養の代謝　など

肺：呼吸機能、皮膚機能　など

腎：生命維持機能、生殖系、泌尿器系　など

■五行配当表の一部

五行	木	火	土	金	水
五臓	肝	心	脾	肺	腎
五根 (感覚器)	目	舌	口	鼻	耳
五支	爪	顔面	唇	皮毛※1	髪
五志 (感情)	怒	喜	思※2	悲	恐
五季	春	夏	土用※3	秋	冬
五気※4 (季節の外気)	風	熱	湿	燥	寒
五方	東	南	中央	西	北
五色	青	赤	黄	白	黒
五味	酸	苦	甘	辛	鹹※5

※1：皮膚とうぶ毛
※2：思い悩む
※3：各季節にあり、季節の変わり目を指す。立夏の前18日間が春の土用であり、夏の土用は立秋の前18日間のこと。長夏や梅雨とする場合もある。
※4：対応する季節に体調不良を引き起こすので、五悪ということもある。
※5：塩味

五行配当表と養生

　五行配当表の一部を例に、養生を考えてみましょう。

　五臓は、「五志」による影響を受けると、「五根」に症状があらわれます。また、「五季」特有の「五気」もまた、五臓に影響を与えると考えられています。一概にはいえませんが、このように五行配当表は横に分類、縦で関連するものをあらわしていると考えます。

　たとえば、中央の「土」の縦列でイメージします。

　五志の「思」、くよくよと思い悩んでしまうのは、五臓の「脾」に不調があるからと考えます。脾の働きは、食べ物の消化吸収の管理なので、脾の働きが低下すると、消化不良、胃もたれ、食欲不振などが起こります。

　また、脾は湿気（五気）に弱いので、湿度の高い梅雨時期（五季・土用）は、食欲が落ちることがあります。

　脾の働きが弱いときは、黄色（五色）の食材や自然の甘味（五味）をとり入れるとよいといわれています。たとえば、かぼちゃやさつまいも、とうもろこしなど、野菜やいも類、穀類をとり入れるのがよいでしょう。

　さらに、脾は唇（五支）や口（五根）と関連があるので、脾の働きが弱くなると、味覚異常が起きたり、逆に食べ過ぎて胃腸に負担がかかると、唇が荒れやす

くなったり、口の周りに吹き出物ができたりします。

　このことから、梅雨など湿度の高いときの養生は、自然の甘味のある野菜やいも類、穀類をとり入れることで消化吸収など「脾」の働きを正常に保ち、あまり思い悩まずに心穏やかに過ごすことが大切だとわかります。

　五行配当表を使うと、私たちの暮らし全般の「養生」を立体的に考えることができるのです。

Column

五味を活かした薬膳

　五行配当表のなかでも薬膳と関係の深い五味についてみてみましょう。五味には、それぞれ心や体に及ぼす作用があります。くわしくは、第３章にて説明していますので、参照してください。

酸味を活かした「梅干し粥」
酸味には、縮こめる、引き締めるなどの作用があるので、慢性的な汗かき、下痢、尿もれなどの症状改善によいでしょう。また、逆に気持ちをのびやかにしたい春は酸味をとり過ぎないようにしましょう。

苦味を活かした「ゴーヤチャンプルー」「緑茶」「どくだみ茶」
ニキビや吹き出物など赤く熱をもって、同時に腫れて膿んでいる状態を漢方では「熱」と「湿」の状態といいます。このようなときは、「熱」「湿」をとり除く苦味の食材がよいでしょう。

甘味を活かした「肉じゃが」「雑穀雑炊」
慢性的な疲労感、気力がないときなど、天然の噛んで甘いものがおすすめです。突然の脱力感には、はちみつや黒糖など。甘味は心や体をゆるめるので、とり過ぎると太りやすく、はりのない体になるので注意しましょう。

辛味を活かした「だいこんのおでん」
胸やお腹がはったときは、「気」「血」の巡りが悪いと判断して、辛味のある食材を選びましょう。だいこん、しょうが、しそ、胡椒、チンピなどがよいでしょう。

塩味を活かした「わかめの味噌汁」「昆布の煮物」
しこり、腫瘍など、体にできたかたい塊には、塩味（鹹味）がよいでしょう。塩味には腫れ物をやわらかくする働きがあります。昆布などの海藻がよいでしょう。

五行説と漢方の背景

「五行説」が生まれた過程について考えてみましょう。

五方(ごほう)	東	南	中央	西	北
五色(ごしょく)	青	赤	黄	白	黒

　中国大陸の古代の都というのは、東西南北を基準にして城壁に囲まれていて、四方に門がありました。それぞれの門の名前は、東の門は「青龍」、南は「朱雀」、西は「白虎」、北は「玄武」といいます。まさに、五行説の色です。

　このような「四神」といわれるものも五行説に基づいて名づけられているのです。そして、そのまん中にいるのが自分です。

　このような四方位と色の組み合わせが生み出されるもとになったのは、先人たちの感性だと思われます。都の中心から北を見ると、いつも黒い雲が立ちこめていて、寒いという感じです。それは黒や灰色のイメージです。東を見ると青空のイメージ、また海のイメージです。南は暑い、赤のイメージでしょう。西は白っぽい砂漠のイメージです。そのような自然観察や経験の積み重ねの上に、五行説が確立していったのです。

　さて、東のほうには海が広がっていて、海の幸が豊富だったでしょう。北の方は荒涼としていますが、鉱物が豊富です。したがって金属を利用した鍼の技術が進歩しました。また西のほうは砂漠ですから、金属もなければ水もないわけです。そこで砂漠の石を使った薬石の方法が発達しています。石を温めて使う温灸をはじめ、焼いた石を入れたテントに入る石風呂などもあります。南は草花が豊富ですから、薬草関係が発達しています。

　方角と医療の発生の関係を見ると、このような見方ができます。

　結局、五行説というのは、このような当たり前の感覚をまとめて組み立ててあるものなのです。

五行をヒントに ポジティブエイジング

　古代の人々による自然観察から生まれた「五行配当表」は、現代の私たちにもたくさんのヒントを与えてくれます。誰もが気になる老化を、五行をヒントに読み解いてみましょう。五行配当表の「水」の縦列がヒントになります。

五行	五臓	五支	五季	五気	五根	五色	五味
水	腎	髪	冬	寒	耳	黒	鹹

　五臓の「腎」は生命維持機能があり、人の誕生から発育、成長、生殖までを担っていると漢方では考えます。この「腎」が弱っていくことが老化です。

　歳を重ねるとさまざまな不調があらわれます。まず「髪（五支）」には白いものがちらほらとみられ、ハリやツヤが失われて薄くなってきます。それと同時に、足腰のだるさや腰痛を感じるようになります。特に「冬（五季）」の「寒さ（五気）」によって痛みは悪化します。冷えは若さの大敵ともいえるでしょう。さらに歳を重ねると「耳（五根）」の聞こえが悪くなり、耳鳴りが気になることも多くなります。

　前向きに年齢を重ねるには、「腎」を助けることが必要で、黒まめや黒ごま、黒米など「黒（五色）」の食材は有効です。毎日食べるごはんに混ぜるのは簡単な方法ですね。ひじきやこんぶ、わかめなど海藻がもつ「鹹味（五味）」も腎を助けます。日々の食卓に活かして、健康と若々しさを保ちましょう。

4. 気血水

● 人の体は気血水という3つの要素から成り立つ
● 気血水のバランスが崩れないよう、補い巡らせることが大切

── 気血水とは ──

漢方の基本理論のひとつ、「気血水」とは、私たちの体を構成する3つの成分のことです。

「気」は生命エネルギー、「血」は血液とその働き、「水」は体内の血液以外の体液です。これらは、互いに助け合い、コントロールし、密接に関係し合いながら、全身を巡り、生理機能を営んでいます。

つまり、「気」「血」「水」がバランスよく満たされていて、それぞれの働きがしっかりしている状態を「病気にならない体」と考えます。

逆に、どれかの成分が足りなくなったり、全身にうまく巡らずに滞っていたりすると、「バランスを崩していますよ」という警告が、心や体に不調のサインとしてあらわれます。

バランスを崩す原因は体質だけでなく、そのときの体調にも影響を受けます。自分自身の心と体の状態と向き合って不調のサインを感じたり、「気」「血」「水」のどのバランスが崩れているかをとらえ、補ったり巡らせる養生をすることで未然に病気を防ぐのが漢方の考えです。

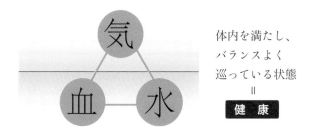

体内を満たし、
バランスよく
巡っている状態
＝
健　康

気

———— 生きる力、生命エネルギー ————

　気は目には見えないけれど体内に満ちている人体の生命活動・機能の原動力で、体温の調整も担っています。外界から体を守る働きもあります。元気、根気、やる気など、生きる力となるエネルギーです。

■**不足している状態：「気虚」**
　　疲れやすい
　　かぜをひきやすい
　　息切れがする
　　汗をかきやすい
　　食欲がわかず消化が悪い
　　舌が白っぽく、舌の縁に歯の痕がついている
【おすすめ食材】
なつめ、高麗人参、はとむぎ、雑穀類、とうもろこし、かぼちゃ、えだまめ、いも類、しいたけ、りんご、ぶどう、うなぎ、鶏肉、牛肉、牛乳など

■**滞っている状態：「気滞」**
　　気分がふさいで憂鬱になりやすい
　　のどや胸がつかえる
　　お腹がはっていてガスがたまっている感じがする
　　痛みの部位や強さが変わりやすい
　　月経前にイライラし過食傾向
　　しめつけられるような頭痛
【おすすめ食材】
こまつな、しゅんぎく、セロリ、しょうが、にら、菊花、しそ、みょうが、ハーブや香味野菜、みかん、ゆず、胡椒、ミント、ジャスミンなど

全身を巡る栄養物、思考の源

　全身に栄養と潤いを送る血液のことです。肌や髪、内臓を潤し乾燥を防ぎます。また、視力や思考などに栄養を送っているので、精神状態も安定させます。

■**不足している状態：「血虚」**
　皮膚が乾燥してつやがない
　視力低下、目の疲れ
　めまい、ふらつき
　月経量が減少したり、月経が遅れ気味
　こむらがえり
　爪が割れやすい
　眠れない、夢が多いなど睡眠にトラブルがある
　手足のしびれを感じる
　舌の色が白っぽく、舌の表面に亀裂が入っている
【おすすめ食材】
なつめ、黒きくらげ、黒ごま、黒米、松の実、らっかせい、くるみ、ひじき、ほうれんそう、ドライフルーツ、牡蛎、レバー、赤身肉、羊肉、たまごなど

■**滞っている状態：「瘀血」**
　唇の色が暗い、紫色もしくは青っぽい
　月経痛がある、月経血に塊がある
　肩こりや腰痛があり、痛みの部位は変わらない
　しみやあざができやすい
　下半身は冷えているのに、上半身はのぼせやすい
　舌が青紫色で、舌の表面に暗赤色の点々が出る
【おすすめ食材】
黒きくらげ、とうがらし、さんざし、あずき、黒豆、ピーマン、たまねぎ、にら、にんにく、らっきょう、桃、かつお、酢、黒糖、少量の酒など

水

———— 全身を潤す、血液以外の体液 ————

　リンパ液や唾液、汗や尿、涙など、体内にあるさまざまな水分のことです。内臓や肌、髪を潤し、関節の動きを滑らかにします。

■ **不足している状態：「津虚」**

口が渇く

皮膚が乾燥してカサカサしている

便秘やコロコロ便

舌が薄くやせていて、乾燥している

舌の苔が乾いている

【おすすめ食材】

れんこん、はくさい、しいたけ、セロリ、梨、ぶどう、バナナ、松の実、くるみ、牡蛎、いか、ごま油、豆腐など

■ **滞っている状態：「水滞」**

体が重く、むくみやすい

頭が重く痛い

軟便、下痢傾向

鼻水や鼻づまり

朝方、手足の指や関節がこわばった感じがする

湿気や雨に弱い

舌が大きくて腫れぼったい

舌が唾液に覆われていたり、苔がべったりと厚ぼったい

【おすすめ食材】

金針菜、はとむぎ、あずき、黒豆、海藻、とうもろこし、とうもろこしのヒゲ、きゅうり、とうがん、もやし、すいか、トマト、緑茶、紅茶、ウーロン茶など

「漢方の基本」の学習ポイント

　漢方の基本的な考え方の中心にあるのが「陰陽五行説」です。「陰陽五行説」は「陰陽論」と「五行説」の2つから成り立っています。

　これは先人の素朴な自然観察に基づいて生み出されたものであり、自然の原理原則をとらえたものです。自然のなかで生かされている人間が健康に暮らすためには、自然の原理原則を知り、バランスをとって調和することが大切で、これが薬膳・漢方の基礎になるのです。

陰陽論

　陰陽論は「すべてのものは互いに相反する2つの性質をもっている」という考え方です。

相反する2つは、互いがあってこそ、存在します。

動的なもの

陽

↑↓

陰

静的なもの

覚えておこう!

陰陽の「対立」：相反する2つの面

陰陽の「互根」：互いに対立的で
　　　　　　　　相互に依存し合っている関係

陰陽の「消長」：一方が盛んになると一方が衰える、
　　　　　　　　量の変化

陰陽の「転化」：この上ないところまで行きつくと、
　　　　　　　　反対のものに変わる、質の変化

五行説

五行説は「すべてのものは【木火土金水】という5つの基本要素から成り立っている」という考え方です。

どちらも互いに深く関係しており、バランスを重視します。

五行それぞれの特性は、しっかり覚えておきましょう。

覚えておこう！

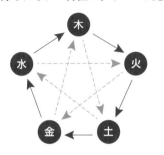

「木」：生長発展、のびやか、円滑

「火」：炎上、発熱

「土」：養育、受納、変化

「金」：清涼、清潔

「水」：寒湿、下行、滋潤

五行配当表

薬膳・漢方では、五行を分類した表「五行配当表」を活用します。

人と自然とのつながりを示しているので、しっかり覚えて応用方法を学びましょう。タテ列、ヨコ列など、関連性を考えて覚えるとよいでしょう。

気血水

身体の構成成分である気血水が、それぞれ不足した状態、滞っている状態のときにどのような自覚症状が出るのか覚えましょう。

覚えておこう！

気：生きる力、生命エネルギー

血：全身を巡る栄養物、思考の源

水：全身を潤す、血液以外の体液

漢方の基本
○×Question

おさらいしよう！

次の文章が正しければ○、誤っていれば×を（　）に入れなさい。

Q1
（　）
陰陽でとらえると、背中は陰でお腹は陽と考えられる。

ヒントは▶P.29

Q2
（　）
「陰、極まれば陽となり、陽、極まれば陰となる」という言葉は、陰陽の転化をあらわしている。

ヒントは▶P.30

Q3
（　）
五行の土と関連が深いのは、脾、湿、口、甘である。

ヒントは▶P.36

Q4
（　）
五行説における木の特性は、「炎上」「発熱」である。

ヒントは▶P.33

Q5
（　）
血虚では「のどや胸がつかえる」「月経前にイライラする」「しめつけられるような頭痛」などの症状があらわれる。

ヒントは▶P.41、42

Q6
（　）
とうもろこしのヒゲ、トマト、きゅうりなどは水滞によるむくみや、舌が大きくて腫れぼったいものを改善する。

ヒントは▶P.43

解答は▶P.158

薬膳の基本

薬膳の第一歩は、食材の働きを知ることにあります。食材の働きには、基本となる考え方があり、それはすでに第2章で学んだ「漢方の基本」が基盤となっています。漢方の基本「陰陽五行説」を食に置き換えて、イメージしていきましょう。大切なことは、「いつ（季節や朝昼晩など）」「どこで（寒い地方、冷房の効いた部屋など）」「だれが（男女、体質、体調、年齢など）」「どのように（温めて、スープにして）食べるのか」「食べ合わせはどうなのか」です。

1. 四気

● 食材には「四気(寒涼温熱)」という4つの性質がある
● 体調や環境の陰陽に応じて、食材の四気でバランスを整える

── 食材の四気 ──

　食材の「四気」とは、「寒」「涼」「温」「熱」という4つの性質をあらわします。四気は、それぞれに共通性があり、程度の差ととらえると、四気のうち寒と涼は冷やすので「陰」に属し、温と熱は温めるので「陽」に属します。つまり、食材の四気は、食材の「陰陽」と考えることもできるのです。

　また、食材の性質があまり著しくなく、作用が比較的穏やかなものを「平」とします。この「平」を入れた5つを「五性」とも呼びます。

　春夏は陽、秋冬は陰というように、季節にも陰陽があります。陰の季節に旬を迎える食材は温熱の性質をもち、逆に陽の季節に旬を迎える食材、たとえば、夏野菜は寒涼の性質をもつともいえます。

寒涼：熱を冷まして体を冷やし、鎮静効果のあるもの。
　　　　のぼせや血圧の高いときに。
　　　　(例) トマトやなす、きゅうりなど春夏野菜、
　　　　　　すいかやバナナなど果物

温熱：冷えを除いて体を温め、興奮効果があるもの。
　　　　貧血や冷え性によい。
　　　　(例) 香辛料、羊肉や鶏肉など肉類、しょうがやしそなど薬味

　平：「寒」と「熱」の特徴がはっきりしていないもの。
　　　　体にやさしくて常食するもの。
　　　　(例) 穀類、いも類、きのこ、キャベツ、ぶどう

048

■主な四気と食材例

分類	主な四気と食材例		例外	
穀類	平	玄米　大豆	温	もち米
豆類			涼	そば　はとむぎ　緑豆
芋類	平	やまいも　さといも		
野菜	寒涼	だいこん　ごぼう	温	にら　ねぎ　しそ
果物	寒涼	バナナ　すいか	温	桃　さくらんぼ
ナッツ類	温	松の実　くるみ	平	ぎんなん
畜肉類	温熱	羊肉　牛肉	平	豚肉
魚介類	寒	かに　あさり	温	鮭　えび
香辛料	温熱	シナモン　山椒	涼	ミント

四気と体調

　食材の陰陽を理解したら、自分自身や家族の陰陽（寒熱）を考えてみましょう。50ページのチェック項目を参考に、体質的に陰なのか陽なのか、またはその日の体調から考えて温めるとよいのか、冷やすとよいのか、それぞれの心と体をみつめてみましょう。人間は時間とともに生きているので、一日の中でも陰陽は変化します。

　薬膳は、漢方の考えに基づいて、体調や症状、体質、季節などに合わせて作るオーダーメイドの食事です。まずは、食べる人の心と体の情報を集めることが大切です。そして何よりもバランスが大切です。大きく偏ることなく食べるように心がけましょう。

Column

地域と食材の陰陽

　食材を四気で選ぶとき、地域の陰陽も考慮しましょう。たとえば、冬が長く寒さの厳しい陰の地域である北海道では熱性の羊肉をジンギスカンとして食べます。逆に、気温が高い陽の地域である沖縄では、平性の豚肉が多く食され、しかも寒涼性のにがうりや豆腐とチャンプルーにします。このように、生活のなかで陰陽のバランスは自然に調整されているのです。

■ 寒熱チェック

熱証	寒証
寒涼の食材を用いるとよい	温熱の食材を用いるとよい
□ 気分が高まり興奮状態	□ 気分が落ち込み鎮静状態
□ 口が渇く	□ 口の渇きを感じない
□ 冷たい水を飲みたがる	□ 温かい飲み物を好む
□ 顔色が赤い	□ 顔色が白い
□ 手足がほてる	□ 手足が冷える
□ 鼻水・痰が黄色く、濃い	□ 鼻水・痰が白く、薄い
□ 尿色が黄色く、量が少ない	□ 尿色が薄く、量が多い
□ 便秘傾向	□ 軟便・下痢傾向
□ 経血が鮮紅色	□ 経血が暗黒色
□ おりものが黄色く濃い	□ おりものが白くて多い
□ 舌が赤い	□ 舌が白っぽい
□ 舌の苔が黄色い	□ 舌の苔が白い

Column

必要な四気と養生を考える

　ここでは、ある例から、オーダーメイドの薬膳と養生を考えてみましょう。
たとえば、夏のある日のこと。いつもは顔色が白く、舌の色も白っぽく、手足が
冷える人が、前の日に香辛料の効いた料理をたくさん食べたうえに、お酒を飲み
過ぎると、どうでしょう。

　翌日の朝は、顔色は赤く、舌の色も赤っぽくて黄色い苔がみられました。体が
ポッポッとほてるような感じがして、むくみもありました。この人は普段は冷え
ていて寒証、陰に傾きがちですが、この日の体調は、熱証の状態がみられていて、
陽に傾いてバランスが崩れている状態です。

　そんなときは、体内の余分な熱を冷ます季節の野菜や果物、とくに利尿作用が
あるウリ科のきゅうりやすいか、にがうりなどをとり入れて養生するとよいで
しょう。

2. 五味

> **ここがポイント！**
> - 食材には「五味（酸苦甘辛鹹）」という 5 つの味がある
> - 五味にはそれぞれ働きがあるので、体調管理に活かす

─── 食材の五味 ───

　食材の「五味」とは、「酸」「苦」「甘」「辛」「鹹（＝塩味）」という 5 つの味のことです。下記のように、五味には、心と体に働きかける、それぞれの作用があります。「五味」は必ずしもその味がするものとは限りません。働きから逆に五味をあてはめることもあります。

■ 五味とその働き

五味	作用	働き	食材例
酸味	収斂作用	筋肉を引き締め、汗や尿などが出過ぎるのを止める	梅、酢、桃、レモン、トマト
	症状：汗かき、下痢、不正出血など		
苦味	清熱作用	体の熱を冷ます	にがうり、うど、緑茶、菊花、どくだみ
	瀉下作用	便を下して出す	
	症状：便秘、発熱、目の充血、皮膚の赤みなど		
甘味	補益作用	滋養強壮	なつめ、玄米、はちみつ、大豆、とうもろこし、かぼちゃ、くり
	緩和作用	痛みを止め、緊張をゆるめる	
	症状：疲労倦怠など		
辛味	発散作用	滞っているものを発散させ、気血の流れをよくする	ねぎ、しょうが、にんにく、しそ、だいこん、シナモン
	症状：かぜ、消化不良など		
鹹味（塩味）	軟堅作用	かたいものをやわらかくする	くらげ、かに、のり、昆布
	潤下作用	便通をよくする	
	症状：便秘、腫瘍、イボなど		

※五味以外の味、淡味は甘味、渋味は酸味に属する。

第3章
薬膳の基本

必要な五味と養生を考える

　ここでは、日常で私たちが自然ととり入れている、またはとり入れたい五味の作用をみてみましょう。

　たとえば、暑い夏の日に汗がだらだらと止まらないときには、「酸味」の収斂作用を用いるので、梅干しや酢のもの、トマトを食べるとよいでしょう。

　また、食後に緑茶を飲むのは、「苦味」の清熱作用を用いて、消化を促し、体の中に余分な老廃物をためないようにするため、とも考えられます。

　疲れてくると「甘味」が欲しくなりますが、はちみつやかぼちゃなど、自然の甘みをとるとよいでしょう。

五味のとり過ぎに注意

　五味の作用は、効能の一面をあらわしています。五味は、五臓とも関連しています。五味の偏ったとり過ぎにより、五臓のバランスが崩れるとさまざまな不調があらわれます。逆に、症状から食事の味のバランスが偏っていたことに気づくこともあるでしょう。四気などと合わせて、総合的にみることが大切です。

■五味の偏りによって起こる症状

酸味のとり過ぎ：汗をかきにくくなる、便秘になりやすい

苦味のとり過ぎ：体が冷えやすくなる、皮膚が乾燥する

甘味のとり過ぎ：骨が弱くなる、むくみや肥満になりやすい

辛味のとり過ぎ：怒りっぽくなる、爪が割れやすい

鹹味のとり過ぎ：むくみやすい、動悸が出やすい

3. 帰経

- ●「帰経」は食材がどの「五臓」に優先して働くかを示す
- ●五臓の働きが乱れると、それぞれ特有の不調があらわれる

帰経

　「帰経」とは、生薬や食材がどの「五臓」に優先して作用するかを示すものです。気になる症状が、どの五臓のトラブルが原因で起こるのかがわかれば、そこに合った生薬や食材を用いればよいわけです。

　同じ五味と四気でも、どの帰経に入り優先的に作用するかによって、心と体に対する効能は変わってきます。

　たとえば、梨とりんごはともに四気は「涼」、五味が「酸・甘」ですが、帰経が違うため体に対する働きが異なります。梨は、五臓の「肺」に入り、りんごは「脾」に入ります。梨は、肺の熱を冷まして潤すので、発熱後ののどの渇きや空咳によく、りんごは脾の不調を和らげるので、胃腸のトラブルによいと考えます。

　帰経は長期にわたって、飲んだり食べたりした状態と効果を観察し、経験として積み重ねたなかから得た結論なのです。

Column

五味・五色のバランス

　みなさんは料理を作るとき、食材を購入するとき、どのようなことに注意しますか？ 家族の好きなものを、健康を考慮してなるべくバランスよく作りたいと思うことでしょう。難しく考えずに、まずは簡単に心がけられることから始めましょう。買い物かごには五色の食材が揃っていますか？ 食卓には五味が揃っていますか？ 主食のごはんは甘味で、味噌汁は鹹味です。具材ににらと豆腐を選んだら辛味も入りました。酸味と苦味が足りないので、豚肉炒めにセロリも加えて、最後にお酢をかけていただきましょう。このように、食材の働きを考えて献立を組み立てるのも楽しいですね。

五臓の働きと不調

「五臓」とは、五行配当表（36ページ）にあるように、体のさまざまな機能を系統的にとらえたもので、「肝」「心」「脾」「肺」「腎」の5つがあります。

　解剖での臓器と必ずしも一致しないので、「肝」＝肝臓とはならず、肝臓機能を含めたもっと広い範囲の働きのことをいいます。

■肝の働きと不調

体のさまざまな機能がスムーズに動くように調整したり、気を全身に巡らせる働きがある。また、血を貯蔵して筋肉や神経の働きをコントロールする。代謝や解毒、排泄などの働きも調整する。肝のバランスが崩れると体内のリズムが乱れ、月経不順や食欲、排便などにも異常があらわれる。

【不調】

- ・イライラして怒りっぽくなる
- ・のどや胸のつかえ
- ・目の疲れ、ドライアイ、視力低下
- ・筋肉のひきつりやこむらがえり、手足のふるえ
- ・頭痛やめまい、ふらつき

→五行「木」の列との関係：肝（五臓）、目（五根）、爪（五支）、怒（五志）

■心の働きと不調

全身に血を送るポンプ機能を果たし、血流を調整する。意識や理性など、思考活動をコントロールする。心のバランスが崩れると、心臓本体の不調や思考の乱れによる不安、不眠などがあらわれる。

【不調】

- ・動悸や息切れ、胸痛など
- ・高血圧や低血圧など血圧が安定しない
- ・不安や不眠、夢が多い
- ・のぼせや顔の赤み
- ・物忘れが多くボーッとする

→五行「火」の列との関係：心（五臓）、舌（五根）、顔面（五支）、喜（五志）

■**脾の働きと不調**

食べ物の消化や吸収、輸送を調整し、吸収した栄養を全身へ振り分ける働きがある。体の中央で内臓の位置を維持する、血が血管からもれないようにする働きもある。脾のバランスが崩れると、水分代謝が悪くなり、胃もたれ、吐き気、むくみなどがあらわれる。

【不調】

- ・食欲不振
- ・消化不良、軟便・下痢
- ・唇が荒れたり、口内炎、口元の吹き出物などが生じる
- ・胃下垂や子宮下垂
- ・気力がわかず疲労倦怠感がある

→五行「土」の列との関係：脾（五臓）、口（五根）、唇（五支）、思（五志）

■**肺の働きと不調**

呼吸と皮膚という体の防衛機能を担っている。呼吸で体内に新鮮な「気」をとり入れ、汚れた「気」を外へ出す。体内の水分代謝を助ける働きもある。肺のバランスが崩れると、のどや鼻の症状、皮膚の乾燥などがあらわれる。

【不調】

- ・かぜをひきやすい
- ・鼻水、鼻づまり
- ・咳や痰、喘息
- ・皮膚が弱く乾燥しやすい
- ・アレルギー症状が出やすい

→五行「金」の列との関係：肺（五臓）、鼻（五根）、皮毛（五支）、悲（五志）

■腎の働きと不調

両親から受け継ぐ生命力を蓄え、生長や発育、生殖を担う。全身の水の分布や代謝を調整する。腎のバランスが崩れると、老化が早まったり、不妊や排尿トラブルなどがあらわれる。

【不調】

・足腰のだるさ、腰痛

・耳鳴り、難聴

・白髪や抜け毛が増える

・頻尿、夜間尿

・精力減退、不妊

→五行「水」の列との関係：腎（五臓）、耳（五根）、髪（五支）、恐（五志）

Column

不調から五臓を考える

次のような症状のとき、五臓のどの働きが弱っているのか考えてみましょう。

①目が疲れやすい

目の使い過ぎは「血」を消耗します。疲れ目は「血虚」の状態と考えます。目と関連の深い五臓は、「肝」です。肝は、血液を貯蔵する役割があるため、肝に不調があると、血が不足して目のトラブルが起こるのです。

②むくみやすい

むくみは、体内に余分な「水」がたまっている状態で、消化不良を伴う場合は「脾」の働きが弱っていると考えます。汗が出ない場合は「肺」、尿の出が悪いときは「腎」が弱っていると考えます。

③若白髪が気になる

髪につやがなくなり、抜け毛や白髪が目立つのは、髪と関連する「腎」が弱ったことをあらわします。ストレスは、老化を進めます。無理のない規則正しい生活をとり戻しましょう。

4. 食のバランス

ここがポイント！

● 一日三食（朝昼晩）のとり方にも陰陽を応用する
● 食材の四気や五味を応用し、バランスよく食べることが大切

三食のとり方

多くの方は一日三食、朝・昼・晩に食事をしますが、ここでのバランスにも基本となる考え方があります。

陽のエネルギーがあふれている朝や昼は、体内の活動も活発ですから、さまざまな食材をバランスよくしっかり食べるとよいでしょう。代謝も速いので多めに食べてもしっかりとエネルギーに変えてくれます。

逆に陰の時間帯である晩は、体内の活動がゆるやかになり代謝も遅くなってくるので、少なめに食べたほうがよいでしょう。食べ過ぎは胃腸の負担になります。

食事のときはよく噛むことが大切です。噛むことで食べ物はしっかりと砕かれ、消化、吸収がしやすくなります。ゆっくりと食事することで、過食を防ぐ効果もあります。

また、食事の最中にお水をたくさん飲む人がいますが、これは注意が必要です。消化や吸収の働きを担っている脾は、湿気を好まないため、水をたくさんとり過ぎると、脾がバランスを崩してしまうからです。同様に、生ものや冷たいもの、果物などのとり過ぎも脾を弱めてしまいます。

Column

歯並びからみえる食のバランス

人間の歯並びは、臼歯が 20 本、門歯が 8 本、犬歯が 4 本です。臼歯は穀類を擦り砕く歯、門歯は繊維をもった野菜類や海藻類を噛み切る歯、犬歯は野菜を引きちぎったり、穀類の種皮を噛み砕いたり、動物性食品をとる歯と知られているので、この歯並びからも、主食をしっかり、肉や魚は少なめというバランスが参考になりますね。

食材のバランス

　本書で紹介した五行配当表（36 ページ）は数ある分類のなかの一部です。『黄帝内経』には、穀類や果物、代表的な野菜までも 5 つに分類されています。「五穀は五臓を養い、五果（果物）は五臓を助け、五菜（野菜）は五臓を充実させる」とあります。五臓がしっかりと働くためには、さまざまな食材をバランスよく食べることが大切です。

　長寿食として世界からも注目されている日本の伝統的な食事は、穀類や豆類などの主食をメインに、野菜と海藻、魚介類をバランスよくとれるようになっています。さらに、味噌や醤油、漬物、納豆などの発酵食品を合わせていて、日本人の体にあった、理想的な食事です。

　現代は、食材もバラエティーに富んでいて、食の選択も自由です。だからこそ、食事に関してひとつの考えで決めつけてしまわずに、自分や家族の体調や体質によって臨機応変に選択することが大切です。

Column

似類補類

　薬膳の特徴的な考え方のひとつとして、似たものはその部分を補ってくれる「似類補類」という考えがあります。たとえば、貧血のときや肝臓が疲れて元気がないときは、レバーを食べるとよい、また、胃が弱い人は動物の胃袋を食べると弱いところを補ってくれるととらえます。「同物同治」ともいいます。

　また、小魚のように、丸ごとすべて食べてこそバランスがよいという考え「一物全体」もあります。これは、動物だけでなく、植物にもいえることで、精米された白米よりは皮や胚がついた玄米のほうがよりよく、野菜も皮や根などもできるだけ捨てずに工夫して食べるとよいでしょう。

■貝類（しじみ）
食材の働き：【五味】甘、鹹【五性】寒【帰経】肝、腎
むくみやほてりをとる働きから、二日酔いの人におすすめのしじみ。肝機能を高める食材です。貝類は、貝殻ごと調理することで一物全体の考えを反映させることができます。

■レバー（豚レバー）
食材の働き：【五味】甘、苦【五性】温【帰経】肝、脾、腎
視力の低下など目のトラブル解消によい豚レバー。血を補うので、月経後や産後の貧血対策に。鶏や牛のレバーも肝臓が弱っているときによいでしょう。

自分で作る未病対策レシピ

　なんとなく体調が悪い……。そんな未病のときに、自分で食材を組み合わせて不調を改善するレシピが作れることが、薬膳の目的のひとつです。身近な食材を使い、それらの食材の働きを理解したうえで、調理できるように練習しましょう。おいしく食べることが重要ですから、味つけはお好みでよいのです。

未病レシピ 01

■温めて元気を補いたいとき：なつめ　高麗人参　しょうが

1. **鶏肉をプラスして参鶏湯風スープに**
　10分ほど煮出したスープに鶏肉を加えて塩・胡椒で味を整える。
　1人分（例）なつめ3個、高麗人参（スライス）3枚、しょうが1片、鶏肉80g

2. **紅茶をプラスして薬膳茶に**
　紅茶ポットに入れた材料の上から熱湯を注ぎ3分蒸らすだけで薬膳茶に。
　1人分（例）なつめ2個、高麗人参（スライス）1枚、しょうが（スライス）1枚、紅茶小さじ1杯

未病レシピ 02

■むくみをとり除きたいとき：あずき　はとむぎ　チンピ

1. **白米をプラスして薬膳粥に**
　まず、小豆を少しかためにゆでて、そこへ白米、はとむぎとチンピを加えて一緒に炊く。
　1人分（例）あずき大さじ2、はとむぎ大さじ2、チンピ小さじ1/4、白米75g

未病レシピ 03

■食欲不振、吐き気、お腹のはりがあるとき：チンピ　しそ　しょうが

1. **香味豊かな焼き鮭に**
　醤油に素材を一晩浸け込み、香りが移ったらフライパンで焼く。
　1人分（例）チンピ小さじ1/2、しそ小さじ1/2、しょうが1片、鮭1切れ

「薬膳の基本」の学習ポイント

　薬食同源から始まった薬膳の考え方では、「弁証施膳」が大切です。食べる人の体質や体調、季節に合わせて食材を選び、献立を組み立てます。その際に重要なのが食材の「四気」と「五味」「帰経」です。

　四気【寒涼温熱】は陰陽のバランスと考えられます。どちらにも偏らない【平】は滋養に働くので、主食として多く用いられます。

　五味と帰経は五行のバランスと考えられます。五味【酸苦甘辛鹹】があらわす食材の働きと、それが五臓【肝心脾肺腎】のどこにあらわれるのかを知ることで、その人に合わせた献立を組むことができるようになります。五臓の働きと不調を理解して体調管理に活かしましょう。

> **覚えておこう！**
>
> 弁証施膳
> 漢方の理論に基づいて、体質や症状、体調、季節などを考慮し、
> その人に合った食材を選び、レシピを作成することです。

四気

　食材の性質をあらわしています。四気から、体を温めるものか、冷やすものか、どちらにも偏らないものかを知ることができます。

　体調や気候に合わせて、温めるか、冷やすか、選べるようになりましょう。

（陽）【温】【熱】冷えを除き、体を温める

　　　【平】どちらにも偏らない　体にやさしい

（陰）【涼】【寒】熱を冷まして、体を冷やす

五味

　食材の味をあらわしています。

　五味には、心と体に働きかける、それぞれ共通の作用があります。五味を偏ってとり過ぎると、五臓に影響が出ることがあります。

【酸】収斂作用　【苦】清熱作用、瀉下作用　【甘】緩和作用、補益作用
【辛】発散作用　【鹹】軟堅作用、潤下作用

帰経

帰経は、生薬や食材がどの五臓に優先して作用するかを示します。五臓の働きを知り、どんな不調が起こりやすいかを理解することで、トラブルに合わせて、食材を選ぶことができます。

【肝】のトラブル　自律神経や情緒、肝臓、目や爪など
【心】のトラブル　血液循環、意識、心臓、舌、顔面など
【脾】のトラブル　消化吸収、口、唇など
【肺】のトラブル　呼吸、肺、鼻、皮膚など
【腎】のトラブル　発育、生殖、水分代謝、腎臓、耳、髪など

理想的な食事

　日本の伝統的な食事は、長寿食といわれ、世界からも注目されています。穀類や豆類を主食に、野菜、海藻、魚介類をバランスよく、漬物や納豆、味噌などの発酵食品を組み合わせた食事は、日本人の体に合った食事です。よく噛んで、ゆっくりと食事をしましょう。

（陽）午前中は陽の時間、代謝も速い
　　　朝ごはん、昼ごはんは、バランスよくしっかり食べる

（陰）午後から夜は陰の時間、体内活動がゆるやか、代謝も遅い
　　　夜ごはんは少なめに食べる

薬膳の基本 ○×Question

おさらいしよう!

次の文章が正しければ○、誤っていれば×を（　）に入れなさい。

Q1 羊肉や鶏肉は四気が温熱の食材である。

（　）
ヒントは▶P.48

Q2 興奮して顔色が赤いときは、温熱の食材をとるとよい。

（　）
ヒントは▶P.50

Q3 辛味は軟堅作用があり、かたいものをやわらかくする。

（　）
ヒントは▶P.51

Q4 汗をかきすぎているときは、レモンや梅など酸味をとるとよい。

（　）
ヒントは▶P.51

Q5 動悸や高血圧は、五臓の肺にトラブルが考えられる。

（　）
ヒントは▶P.54

Q6 五臓の腎は、生長や発育、生殖を担っている。

（　）
ヒントは▶P.56

解答は▶P.158

第 4 章

身近な食材

みなさんはすでに、薬膳は特別な食材を使ったクセのある料理ではなく、身近な食材を使った毎日の食事であることを学びました。1日3回、食べることは一生続く大切な養生です。

ここでは、第3章で学んだ「薬膳の基本」をベースに毎日の食事に活かせるように、乾物、野菜や果物、魚や肉などさまざまな食材の働きを紹介します。「おすすめ薬膳」では、食材の組み合わせ例も紹介していますので、ぜひ参考にして食べる人に合わせた食材を選べるようになりましょう。

おすすめ薬膳レシピ

日々の食事に取り入れたい薬膳を 12 レシピご紹介します。

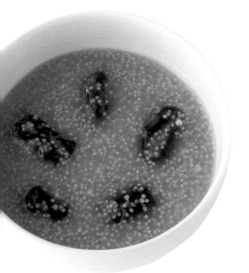

肌や髪の乾燥、不眠に
なつめとあわのお粥

【材料 (2 人分)】

水	1ℓ
あわ	1/2 カップ
もちあわ	大さじ 1
なつめ	8 個

【作り方】

1. 土鍋に水、さっと洗ったあわともちあわ、なつめを入れて強火にかける。
2. 沸騰してきたら弱火にし、ふたをずらして、時々かき混ぜながら 1 時間ほど煮込む。

※もちあわがない場合は、もち米に代えても OK。お好みで黒糖を加えると、デザート感覚で楽しめる。

体力を回復させ、元気を与える
くこの実と
やまのいもの雑穀粥

【材料 (2 人分)】

雑穀米	1 合	黒豆	15g
やまのいも	50g	干ししいたけ	2 枚
ほうれんそう	1/2 束	水	1ℓ
ごま油	数滴	くこの実	10g
塩	適量	胡椒	少々

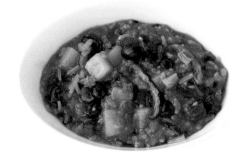

【作り方】

1. 雑穀米はといで 1 時間以上おき、黒豆も水に 1 時間以上浸けておく。
2. やまのいもは皮をむいて 1.5cm 角に切る。干ししいたけはやわらかく戻してスライスする。
3. ほうれんそうは下茹でして刻む。
4. 大きめの鍋に水を入れて沸騰したら、1. を入れて再沸騰させる。
   弱火にして、ごま油をたらしふたを閉めて 20 分程度炊く。
5. 2. とくこの実を入れ、塩、胡椒で調味し、さらに 20 分程度炊く。3. を加えて 10 分間蒸らす。

イライラ、不眠、肌トラブルに

ゆりねチンピ酒

【材料】

ゆりね	50g
ホワイトリカー	720ml
チンピ	20g
はちみつ	80g

【作り方】

1. 密閉瓶にゆりね、チンピを入れてホワイトリカーを静かに注ぐ。
2. 容器を1日に1回揺り動かし、10日間ほど冷暗所で熟成させた後、濾過して素材をとり除く。
3. 濾過した液にはちみつを加え、とり出した素材の1割を加えて、1か月熟成させる。

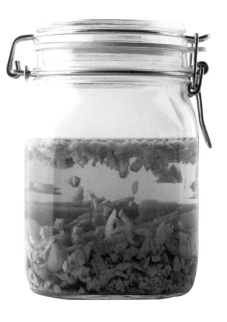

美肌づくりのために

高麗人参となつめの美容酒

【材料（2人分）】

高麗人参	10g
なつめ	5個
くこの実	10g
はとむぎ（乾炒り）	30g
ホワイトリカー	500ml
はちみつ	50g

【作り方】

1. 密閉瓶に高麗人参、なつめ、くこの実、はとむぎを入れてホワイトリカーを静かに注ぐ。
2. 容器を1日に1回揺り動かし、10日間ほど冷暗所で熟成させた後、濾過して素材をとり除く。
3. 濾過した液にはちみつを加え、とり出した素材の1割を加えて、1か月熟成させる。

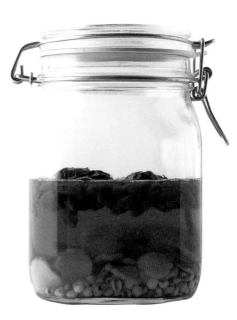

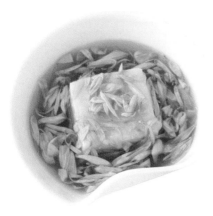

かぜの発熱や頭痛、のぼせに

豆腐の
菊花あんかけ

【材料（4人分）】

豆腐（8等分）	300g
昆布（切れ目を入れる）	10cm
水溶き片栗粉	適量
だし汁	100ml
酒	大さじ 1/2
醤油	大さじ 1
みりん	小さじ 1
塩	少々
しょうが（しぼり汁）	少々
菊花（湯通し）	大さじ 2

（だし汁〜菊花は A）

【作り方】

1. 鍋に昆布と豆腐、ひたひたの水を入れて温める。
2. 別の鍋に、A を入れてひと煮立ちさせ、火を止めてから水溶き片栗粉でとろみをつける。
3. 1.の豆腐の水気を切って器に盛り、2.の菊花あんをかける。

心と体をリラックスさせる

はすの実と
金針菜のスープ

【材料（2人分）】

金針菜	10g
はすの実	10g
ごま油	大さじ 1/2
にんにく	1片分
チンゲンサイ	1束
ハム	4枚
長ねぎ	1/4本分
水	4カップ
醤油	大さじ 2
胡椒	適量

【作り方】

1. 金針菜は水に浸けて戻し、5cm の長さに切る。
2. 水で戻したはすの実は鍋に分量の水を入れて弱火でやわらかくなるまで煮る。火を消す直前に 1. を加える。
3. チンゲンサイ、ハムを食べやすい大きさにカットし、にんにく、長ねぎはみじん切りにしておく。
4. 熱したフライパンにごま油、にんにくを加え香りを出し、ハムとチンゲンサイの茎をさっと炒める。
5. 2. の鍋に 4. を加えて煮立たせ、チンゲンサイの葉と長ねぎを加え、醤油と胡椒で調味する。

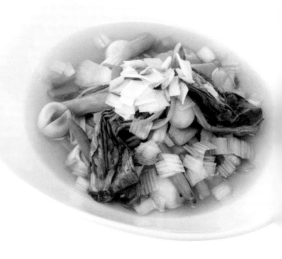

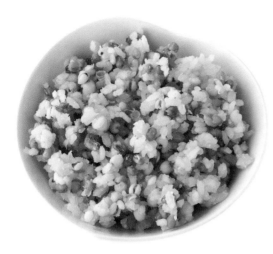

吹き出物や腫れ物、むくみをとる

緑豆はとむぎ
ごはん

【材料 (2 人分)】

緑豆	1/4 カップ
はとむぎ	1/4 カップ
米	1 合
水	適量

【作り方】

1. 緑豆とはとむぎを合わせて、一晩水に浸しておく。
2. 米と 1. を普通のご飯の水加減で炊く。このとき、1. のつけ汁を使用してもよい。

貧血気味のときに、血の巡りをよくする

ほうれんそうと金針菜のスープ

【材料 (2 人分)】

サラダ油	大さじ 1	ほうれんそう	1/2 束
長ねぎ（1cm の斜め切り）	3 枚	塩	小さじ 1/2
しょうが（せん切り）	1/4 片分	水溶き片栗粉（片栗粉小さじ 1、水大さじ 2）	
水	500ml	たまご	1 個
金針菜	10 本	胡椒	ひとつまみ
春雨	20g	ごま油	小さじ 1/2

【作り方】

1. 中華鍋をよく熱して、サラダ油をなじませ、長ねぎ、しょうがを香りが立つまで炒める。
2. 水を加えて沸騰したら、戻した金針菜と春雨を加えて 4 分ほど煮る。
3. 下茹でして 3 等分にしたほうれんそうを加えて塩で味を調え、再沸騰したら水溶き片栗粉を加えて手早く混ぜる。
4. 溶きたまごを回し入れて、すぐに火を止め、最後に胡椒とごま油を加える。

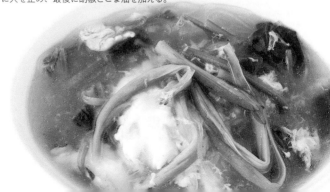

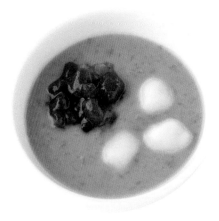

体の冷えやだるさをとり、便秘の予防にも

かぼちゃおしるこ

【材料 (2 人分)】

かぼちゃ（皮なしひと口大）	200g
水	1 カップ ┐A
塩	少々 ┘
三温糖	50g
生クリーム	50g
シナモンパウダー	少々
茹で小豆	適量

【作り方】

1. 鍋にかぼちゃと A を入れてやわらかくなるまで煮て、フォークの背でかぼちゃをつぶす。
2. 1.に三温糖を入れて弱火で溶かし混ぜ、生クリーム、シナモンパウダーを加えて味を調える。
3. 器に盛り、茹で小豆をのせる。お好みで、白玉団子を入れてもよい。

巡りをよくして五臓を養う

野菜たっぷり
クラムチャウダー

【材料 (2 ～ 3 人分)】

あさり（殻つき、砂抜きする）	300g
水	2 カップ
バター	大さじ 1
小麦粉	大さじ 2
牛乳	1 カップ ┐A
コンソメ	1 個 ┘
ブロッコリー（小房）	適量 ┐
ベーコン（さいの目）	3 枚 │
たまねぎ（さいの目）	1/2 個 │B
にんじん（さいの目）	1/2 個 │
じゃがいも（さいの目）	1 個 │
はとむぎ（一晩水に浸ける）	大さじ 1 ┘
塩	適量
胡椒	適量

【作り方】

1. 鍋にあさりと水を入れて火にかけ、あさりの口が開いたら火を止める。あさりは取り出し、身を殻から外す。煮汁は取っておく。
2. 鍋にバターを溶かして具材を炒め、小麦粉を加えてさらに炒める。
3. 2.に 1.の煮汁と A、B を加えて野菜がやわらかくなるまで 10 分ほど煮る。
4. 最後に塩、胡椒で味を調え、1.のあさりの身を加えて温める。

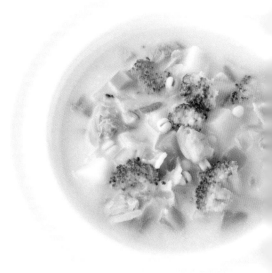

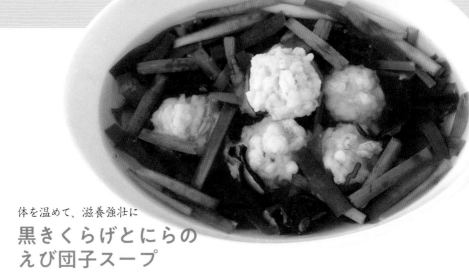

体を温めて、滋養強壮に

黒きくらげとにらの
えび団子スープ

【材料 (2人分)】

黒きくらげ（乾燥）—— 3g		酒 —— 小さじ2		
にら（長さ3cm）—— 1/2束		醤油 —— 小さじ1/2	}	A
むきえび —— 200g		塩 —— 適量		
だし汁 —— 3カップ				

【作り方】

1. えびは背わたをとり除き、塩と片栗粉各少々（ともに分量外）をふってもみ、さっと水洗いして水気を取る。
2. 1.をまな板の上で包丁の腹を使ってつぶし、粘り気を出す。
3. 鍋にだし汁を入れて煮立たせ、水で戻して細切りにした黒きくらげを入れる。
4. 2.をスプーンで丸めて団子にし、3.に落とす。色が変わったら、Aで味を調え、最後ににらを加える。

貧血や乾燥肌の予防に

黒豆ひじきごはん

【材料 (4人分)】

米 —— 3合		酒 —— 大さじ1		
黒米 —— 大さじ1		醤油 —— 大さじ2		
黒豆 —— 45g		みりん —— 大さじ1	}	A
ひじき（乾燥）—— 大さじ1		塩 —— 適量		
		水 —— 適量		

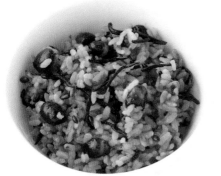

【作り方】

1. 黒豆は軽く水洗いして、フライパンで10分ほど乾炒りして、香ばしい香りを出す。
2. ひじきは水洗いして15分ほど水（分量外）に浸し、ざるに上げて水気を切る。
3. 炊飯器に1.2.と研いだ米、黒米、Aを入れて、普通の水加減よりも若干多めに水を入れて白米同様に炊く。

「身近な食材」の学習ポイント

薬膳で用いる食材は、ほとんどが身近なものです。

それぞれの食材の働きを活かして、漢方の理論に基づき、体質や体調、季節などに合わせた食事を毎日の暮らしのなかにとり入れるのが薬膳の基本です。そのためにも、食材の「五味」「五性（四気）」「帰経」は覚えておくとよいでしょう。

食材は組み合わせることでさらに効果が増します。心と体のバランスが崩れたとき、とり入れるとよい食材の組み合わせ例を知っておくことは、とても大切です。ぜひ、日常的に薬膳を実践できるよう、食材の知識を活用してください。

覚えておこう！

五味
「酸」「苦」「甘」「辛」「鹹※」の5つの味と働き（51ページ）

五性（四気）
「陽」に属する「温」「熱」と「陰」に属する「涼」「寒」の「四気」に、作用の穏やかな「平」を合わせた5つ

帰経
「帰経」とは、生薬や食材がどの「五臓」に優先して作用するかを示すもの。五臓とは「肝」「心」「脾」「肺」「腎」

五行配当表（五臓と五味）

五行	木	火	土	金	水
五臓	肝	心	脾	肺	腎
五味	酸	苦	甘	辛	鹹※

※塩味

（例）

Ⓒ 胃腸の調子を整え、心を穏やかにする

Ⓐ # なつめ

［棗、大棗（タイソウ）］

Ⓑ 食材の働き

五味 甘　五性 温　帰経 肝、心、脾

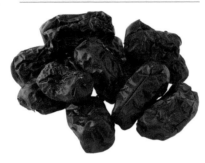

Ⓓ 心の働きをよくして不安感を和らげ、脾の働きをよくして胃腸の調子を整えるなつめ。気持ちが落ち込んだり、不眠気味や食欲不振のときに、元気を与えてくれる食材です。更年期のイライラや不安、胃腸の保護、体のバリア機能向上にも有効。

おすすめ薬膳 肌や髪の乾燥、不眠に

なつめとあわのお粥

Ⓔ スープや煮物などには、水から煮出して、実と煮汁も一緒に使いましょう。炒め物には、湯で戻してやわらかくなった実を使います。

レシピは▶P.64

Ⓐ 食材名／生薬名

食材の一般的な名前と合わせて、生薬名も覚えましょう。

Ⓑ 食材の働き

【五味】【五性】【帰経】は、第3章で説明したそれぞれの特性と作用があります。また、五行配当表の「五臓」「五味」との関係性も押さえておくと、食材の働きを覚えやすいでしょう。

Ⓒ 主な効能

その食材の特性、主だった効能を挙げています。

Ⓓ 効能の説明

食材の働き【五味】【五性】【帰経】や「気血水」などを含めた、食材の効能について説明しています。説明文から食材の【帰経】がイメージできるように理解を深めましょう。

Ⓔ おすすめ薬膳

おすすめの食材の組み合わせを紹介しています。心や体の不調や季節に合わせて、毎日の食事にとり入れやすいレシピです。

第4章　身近な食材

1. 乾物

- 乾物は漢方の生薬として利用されることも多い
- 乾物の四気・五味・帰経を体調管理に活かす

──── 食薬を料理で使う ────

　一度乾物状態にすることで保存性のみならず、乾物ならではの滋味深い味や風味を楽しめるのです。乾物を食べやすくおいしくいただくための基本的な方法をまとめました。

■水で戻す

くこの実、はすの実、はとむぎ、金針菜、きくらげ、あずきなど、素材のかたさによっては、数分から一晩、たっぷりの水に浸して戻します。戻し汁を料理に使う場合もあります。

■ぬるま湯で戻す

なつめ、きくらげなど、香りが少なく、かたい食材を戻すときは、ぬるま湯を使うと水で戻すより短時間で使えます。

■酒で戻す

くこの実、チンピ、高麗人参など、ワインや日本酒、焼酎などに浸けて、酒で戻すと風味が増します。戻した酒は、料理酒として使うとよいでしょう。

■粉末にする

シナモン、さんざしなどは、粉末にしておくと便利です。フードプロセッサーなどを使って粉末にしたら、ホットケーキやクッキー、飲み物などに加えるとよいでしょう。

■乾炒りする

松の実、くるみ、黒ごまなど木の実は油をひかずに、鍋で乾炒りします。炒ることで成分が出やすく、体内に吸収されやすくなり、芳ばしさもアップします。

■ティーバッグで煎じる

かたくて食べにくい食薬を使うときや、成分を濃くひき出したいときは、茶袋に入れて煮出して使うと便利です。煮汁をごはんや粥に使います。

胃腸の調子を整え、心を穏やかにする

なつめ

[棗、大棗（タイソウ）]

食材の働き

| 五味 甘 | 五性 温 | 帰経 肝、心、脾 |

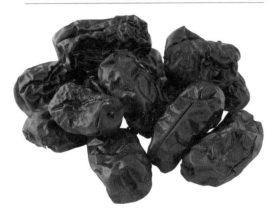

心の働きをよくして不安感を和らげ、脾の働きをよくして胃腸の調子を整えるなつめ。気持ちが落ち込んだり、不眠気味や食欲不振のときに、元気を与えてくれる食材です。更年期のイライラや不安、胃腸の保護、体のバリア機能向上にも有効。

> **おすすめ薬膳** 肌や髪の乾燥、不眠に
> ### なつめとあわのお粥
>
> スープや煮物などには、水から煮出して、実と煮汁も一緒に使いましょう。炒め物には、湯で戻してやわらかくなった実を使います。

レシピは▶P.64

疲れ目、滋養強壮、老化防止に

くこのみ

[枸杞、枸杞子（クコシ）]

食材の働き

| 五味 甘 | 五性 平 | 帰経 肝、肺、腎 |

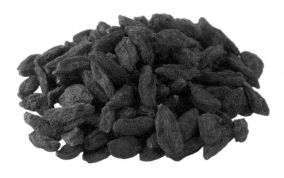

杏仁豆腐のトッピングなど、なじみのある薬膳食材です。くこの実は、腎の働きをよくするので、耳鳴り、足腰のだるさ、精力減退などの改善に有効です。また、肝にも有効で、目の疲れ、視力低下などの目のトラブルには、菊花とともに用います。

> **おすすめ薬膳** 体力を回復させ、元気を与える
> ### くこの実とやまのいもの雑穀粥
>
> スープや煮物などには乾燥のまま加えますが、日本酒やワイン、紹興酒など、酒に浸け込んでおくと、さまざまに活用できます。

レシピは▶P.64

第4章 身近な食材

食欲不振、ストレスフルなときに

チンピ

[陳皮]

食材の働き

五味 **苦、辛** 五性 **温** 帰経 **脾、肺**

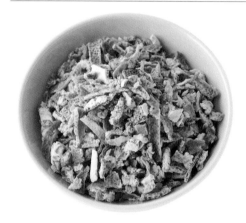

完熟したみかんの皮を乾燥させ、生薬として用いるチンピ。気を巡らせて脾の働きをよくするので、お腹のはりや食欲不振、吐き気やつわりなどによいでしょう。肺の働きをよくして、体のなかの余分な水分をとるので、痰をともなう咳にも有効です。

おすすめ薬膳	イライラ、不眠、肌トラブルに
	ゆりねチンピ酒

調味料として、煮込み料理、お茶に加えるほか、七味唐辛子にも入っています。皮を食べるというより、煮汁を用います。

レシピは ▶ P.65

心身の疲労回復、滋養強壮に

こうらいにんじん

[高麗人参]

食材の働き

五味 **甘、苦** 五性 **温** 帰経 **脾、肺**

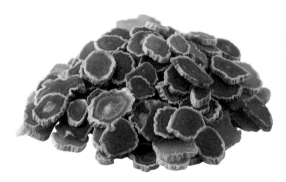

元気を補う強い働きをもつ高麗人参。古くから、病中病後、疲れがたまり体力が弱っているときに用いられてきました。肺の働きをよくするので、よくかぜをひく、汗をかくなどによいでしょう。のどの渇き、食欲不振、不安感や動悸にも有効です。

おすすめ薬膳	美肌づくりのために
	高麗人参となつめの 美容酒

ぬるま湯に30分ほど浸けるとやわらかくなり、10分ほど煮れば食べられます。日本酒に浸け込み、料理酒として使うとよいでしょう。

レシピは ▶ P.65

疲れ目や充血、目のトラブルに

きっか

[菊花]

食材の働き

五味 **甘、苦**　五性 **涼**　帰経 **肝、肺**

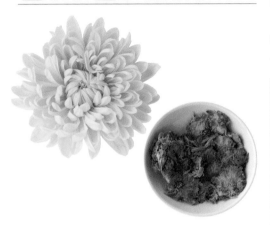

菊花は肝の熱をとることから、頭痛やのぼせ、花粉症など、主に体の上部にあらわれるトラブルを防ぎます。目の充血、目のかすみをよくし、めまいやイライラにもよいでしょう。また解毒の働きがあるので、吹き出物や腫れ物にも有効です。

おすすめ薬膳

かぜの発熱や頭痛、のぼせに

豆腐の菊花あんかけ

乾燥の菊花はお湯で3〜5分蒸らすと成分が出ます。スープや煮物にはできあがりの5分前に入れるとよいでしょう。

レシピは▶P.66

あせり、不眠、心のトラブルに

はすのみ

[蓮肉（レンニク）]

食材の働き

五味 **甘**　五性 **平**　帰経 **心、脾、腎**

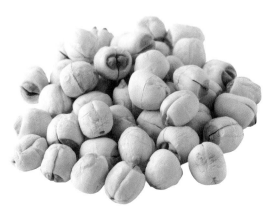

疲れやすい、眠れない、心が落ちつかないときによいはすの実は、心の働きをよくして、精神を安定させます。脾の働きをよくして消化を助け、下痢を止めます。また、もれ出るものを収める作用があるため、頻尿や尿失禁、不正出血にも有効です。

おすすめ薬膳

心と体をリラックスさせる

はすの実と金針菜のスープ

はすの実は数時間水で戻し、芯をとり1時間以上煮込めばやわらかくなります。

レシピは▶P.66

第4章　身近な食材

吹き出物やむくみの解消に

はとむぎ

[薏苡仁（ヨクイニン）]

食材の働き

| 五味 甘 | 五性 涼 | 帰経 脾、肺 |

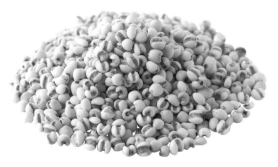

イボとりの民間薬として知られています。脾の働きをよくして水分代謝をアップし、むくみをとります。体の中の余分な熱をとり、排膿効果があるので、吹き出物などの肌トラブル、黄色い鼻水や痰が出るときにもよいでしょう。

> **おすすめ薬膳**
> 吹き出物や腫れ物、むくみをとる
> ## 緑豆はとむぎごはん
>
> 茹ではとむぎを作り置きしておくと便利。たっぷりの水に1時間ほどつけておき、芯がなくなるまで茹でて、冷凍しておきます。

レシピは▶P.67

気血水の巡りを正し、むくみや貧血に

きんしんさい

[金針菜]

食材の働き

| 五味 甘 | 五性 涼 | 帰経 肝、脾、腎 |

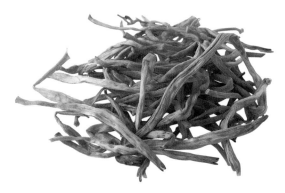

ホンカンゾウの花のつぼみを乾燥させた金針菜。「忘憂草」と呼ばれ、元気のないときや憂鬱なときによい食材です。涼性なので、体の熱を冷まし、水分の代謝をよくするので、ほてり、排尿異常、むくみなどによいでしょう。

> **おすすめ薬膳**
> 貧血気味のときに
> ## ほうれんそうと金針菜のスープ
>
> 鉄分がほうれんそうの約20倍ともいわれる金針菜。ほうれんそうが血を補い、金針菜がその巡りをよくして血虚を改善します。

レシピは▶P.67

腹痛、月経痛など冷えからくる痛みに

シナモン

[桂皮（ケイヒ）]

食材の働き

| 五味 | 甘、辛 | 五性 | 熱 | 帰経 | 肝、心、脾、腎 |

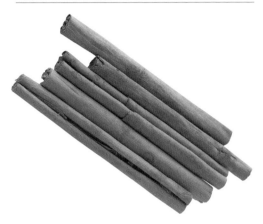

熱性のため、体を内側から温めるので、冷えからくる腹痛や関節痛などの痛みを和らげ、下痢、排尿異常などに有効です。胃腸を温め、脾の働きをよくして消化機能を高めます。月経痛や月経前症候群など、女性特有の不調にもよいでしょう。

おすすめ薬膳

月経痛に
シナモンと
なつめのお茶

なつめのほのかな甘みとシナモンのスパイシーな香りが、月経時の不快な気持ちを晴らし、冷えからくる痛みを温めてとり除きます。

肉の食べ過ぎや消化不良に

さんざし

[山査子]

食材の働き

| 五味 | 甘、酸 | 五性 | 温 | 帰経 | 肝、脾 |

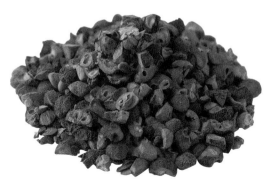

脾の働きをよくして、消化を助けるさんざしは、胃もたれやお腹の膨満感を改善します。とくに、肉料理など油ものの消化を促進します。また、肝の働きをよくして、気を巡らせ血行をよくするので、月経痛や産後の腹痛などにもよいでしょう。

おすすめ薬膳

食後の消化不良に
さんざし茶

酸味のあるさんざしパウダー少量と黒糖を合わせて、お湯で溶いて飲むことで、消化を促進して、吸収力を高めます。

第4章

身近な食材

鬱やイライラ、不眠や多夢に

ジャスミン

[茉莉花（マツリカ）]

食材の働き

五味 **甘、辛** 　五性 **温** 　帰経 **肝、心、脾**

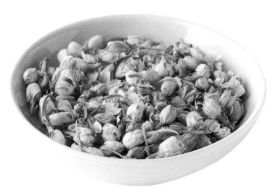

ジャスミンの花を乾燥させた茉莉花。肝の働きをよくするので、鬱気分やイライラ、胸のつかえなどに有効です。脾の働きをよくするので、食欲不振、胃もたれなどの改善に、また、心の働きをよくするので、精神を安定させ、不眠や多夢にも。

おすすめ薬膳

気分をさわやかに
ジャスミンティー

緑茶にジャスミンの花の香りを移したのがジャスミンティー。お手持ちの紅茶やウーロン茶でも楽しめます。

血液の浄化や生活習慣病予防に

黒きくらげ

[黒木耳]

食材の働き

五味 **甘** 　五性 **平** 　帰経 **肝、脾、肺、腎**

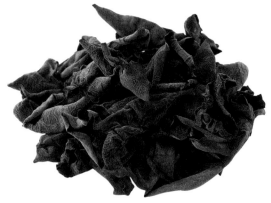

気血を補い、疲れやすい、顔色が悪いなどを改善する黒きくらげ。ミネラル分が多く、血液浄化が期待できる食材として、がんや動脈硬化の予防によいでしょう。また、肺を潤すので、空咳、口の渇き、乾燥肌にも有効です。

おすすめ薬膳

体を温めて、滋養強壮に
黒きくらげとにらの
えび団子スープ

血の巡りをよくして肌を潤す黒きくらげ、体を温め、腎の働きをよくするにらとえびの組み合わせ。体力、気力アップに。

レシピは▶P.69

呼吸器や消化器系の乾燥、滋養強壮に

白きくらげ

[銀耳（ギンジ）]

食材の働き

五味 **甘** 五性 **平** 帰経 **脾、肺、腎**

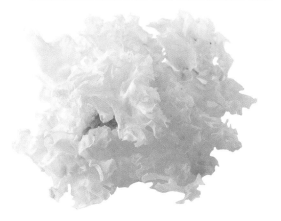

白きくらげは肌に潤いを与えてくれる食材。肺の働きをよくするため、虚弱体質で、疲れやすく、かぜをひきやすいような人にもおすすめ。空咳、のどの渇きなどにも効果的です。消化器系を潤すので、胃のトラブルにもよいでしょう。

おすすめ薬膳 肌の乾燥や
たるみが気になる人に
白きくらげの甘煮

水で戻してひと口大に切った白きくらげとなつめ、ゆりねを甘く煮ます。潤いを与えてくれるデザートになります。

加齢によるパワー不足に

黒ごま

[黒胡麻]

食材の働き

五味 **甘** 五性 **平** 帰経 **肝、腎**

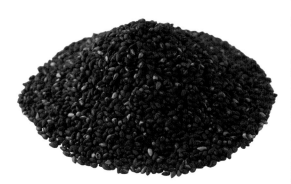

腎の働きをよくするので、耳鳴り、足腰のだるさ、肌や髪がパサつくなど、エイジングによるトラブルの改善に有効です。更年期障害や老化を感じる人におすすめ。滋養強壮作用によって、若白髪や便秘にもよいでしょう。

おすすめ薬膳 冷えや乾燥からくる便秘に
**黒ごまとくるみの
はちみつ和え**

黒ごま、くるみとも、腸を潤す効果をもつ食材。腸が動かない冷えからくる便秘や、乾燥からくる便秘によいでしょう。

第4章 身近な食材

エイジングケアと滋養強壮に

くるみ

［胡桃］

食材の働き

五味 **甘** 五性 **温** 帰経 **肺、腎**

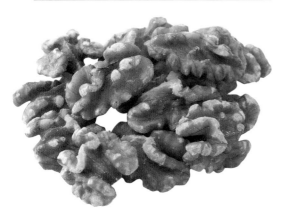

腎を補い、腰痛、耳鳴り、肌の老化など、老化予防、滋養強壮効果が期待されています。また、肺の働きをよくするため、慢性の咳、喘息にも有効です。潤いの効果があるので、息切れや便秘の解消にもよいでしょう。

> おすすめ薬膳
>
> 血行をよくして
> 美肌効果を上げたいときに
> ### にんにくとくるみのパスタ

温性のくるみとにんにくは体を温めて、気の巡りをよくすることから、代謝をアップする働きがあり、肌のトラブルを改善します。

空咳や便秘、抜け毛、割れ爪に

まつのみ

［松の実、海松子（カイショウシ）］

食材の働き

五味 **甘** 五性 **温** 帰経 **肝、肺**

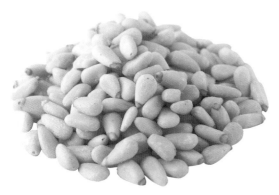

松の実は、体のなかの乾燥を潤す働きがあり、海松子と呼ばれる生薬としても用いられます。空咳や便秘の解消によいでしょう。また、皮膚や髪の毛に潤いを与え、滋養強壮効果が高いので、老化予防に有効です。

> おすすめ薬膳
>
> 潤いをプラスして、
> 便秘を解消
> ### 松の実入りはとむぎ茶

血を補う松の実と、水分代謝を正して、むくみや膿をとるはとむぎの組み合わせ。乾燥気味な腸内を潤すので、便秘の人にもおすすめです。

乾燥する季節の潤い対策に

らっかせい

［落花生、ピーナッツ］

食材の働き

五味 **甘**　五性 **平**　帰経 **脾、肺**

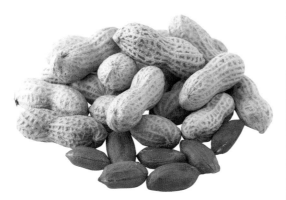

肺の働きをよくするので、慢性の空咳、乾燥肌、便秘にも有効な落花生。ほかの木の実同様に、潤い効果が高いことが特徴です。また、脾の働きをよくするので、食欲不振や胃もたれにも、とり入れるとよいでしょう。

> おすすめ薬膳
>
> 乾燥する季節の美肌アップに
> ### 手羽先の ピーナッツ和え
>
> 潤い不足が気になる季節に、消化がよく滋養強壮によい手羽先を香ばしく焼いて、ピーナッツで和える薬膳レシピ。食欲のないときにも。

体力回復、肥満予防に

げんまい

［玄米］

食材の働き

五味 **甘**　五性 **平**　帰経 **脾、肺**

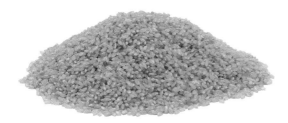

脾の働きをよくして、体に元気を与え、胃腸の働きをよくします。慢性の下痢に効果的。食欲不振、消化不良でも食べやすいように、お粥にするとよいでしょう。

> おすすめ薬膳
>
> 胃腸を元気にし 心を落ち着かせる
> ### 八宝粥
>
> 玄米、あずき、緑豆、なつめなど8種類の穀類や果実をじっくりと煮込んだ「八宝粥」は、ほんのり甘く、デザート感覚のお粥です。

第4章

身近な食材

慢性の疲労感、エイジングケアに

黒まい

[黒米]

食材の働き

五味 **甘**　五性 **平**　帰経 **脾、腎**

腎の働きをよくするので、加齢が気になる人の予防によいでしょう。足腰の痛みをとり、血行をよくします。脾の働きをよくするので、栄養が体に行き渡り、元気が出るでしょう。

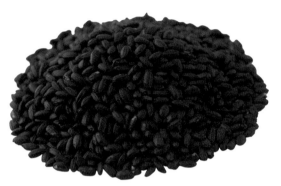

おすすめ薬膳　肌や髪、足腰の衰えなど老化防止に
黒ごまと黒米のごはん

漢方では、黒い食材は腎の働きをよくすると考えられています。黒米を白米や胚芽米と炊き、黒ごまをたっぷりとかけて食べましょう。

消化不良や吐き気、むくみや排尿異常に

あわ

[粟]

食材の働き

五味 **甘、鹹**　五性 **涼**　帰経 **脾、腎**

胃が重い、ムカムカと吐き気がするときに、脾の働きをよくして消化吸収力を高めます。腎を強化して、水分代謝を調節し、むくみや排尿異常を改善します。体の余分な熱をとって、口の渇きを和らげます。糖尿病、体力回復にもよいでしょう。

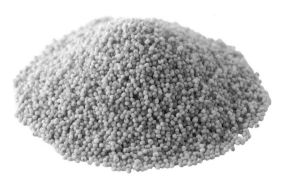

おすすめ薬膳　病後や産後などの体力回復に
あわとなつめの野菜スープ

あわと、気血を補いリラックスさせてくれるなつめの組み合わせ。胃腸を温めて調子を整えるので、体力回復に。

水太りやむくみ、吹き出物に

あずき

［小豆］

食材の働き

五味 **甘、酸** 五性 **涼** 帰経 **心、脾**

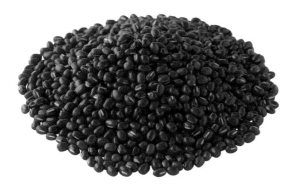

脾の働きをよくして、胃腸の調子を整え、水の巡りをよくします。梅雨時期など新陳代謝が悪くなるときや、むくみの解消におすすめ。毒素を排出して膿を除くため、吹き出物、腫れ物によいでしょう。肌荒れや便秘に有効です。

> おすすめ薬膳
>
> むくみが気になるときの代謝アップに
> **あずきのミルクゼリー**
>
> 茹であずき、牛乳、生クリーム、黒糖を寒天で冷やし固めたゼリー。体の中の余分な水分を排出して、冷えを追い出し、代謝を上げます。

滋養強壮、生活習慣病予防に

黒まめ

［黒豆］

食材の働き

五味 **甘** 五性 **平** 帰経 **脾、腎**

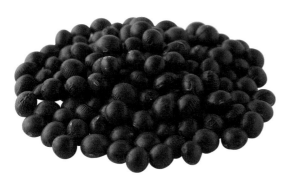

黒い食材は、腎の働きをよくするので、体に精がつき、滋養強壮や月経不順、腰痛、老化予防に役立ちます。血の巡りや水分代謝もよくなるので、生活習慣病の予防や疲労回復にも効果があります。

> おすすめ薬膳
>
> 眠れない人や物忘れが気になる人に
> **黒豆となつめのスイーツ**
>
> 黒豆は煮豆に、なつめも甘く煮て、ヨーグルトやフルーツと一緒にいただけば、エイジングケアのデザートに。

第4章 身近な食材

尿の出が悪い、むくみの改善に

とうもろこしのヒゲ
[南蛮毛（ナンバンゲ）]

食材の働き

五味 甘 　五性 平 　帰経 肝、心、腎

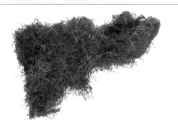

利尿作用があるため、さまざまな原因のむくみ、胸水、腹水対策に煎じて飲みます。黄疸や胆石、糖尿病の予防にも有効。また、止血の働きもあります。

> おすすめ薬膳
> 夏のむくみに
> **とうがんととうもろこしのヒゲのスープ**
>
> 体の熱を冷まして夏バテ予防によいとうがんとの組み合わせ。冷える人はしょうがを加えて。

抜け毛や乾燥肌、貧血予防に

ひじき
[鹿尾菜]

食材の働き

五味 甘、鹹 　五性 寒 　帰経 肝、腎

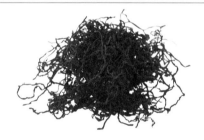

肝腎の働きをよくするので、貧血はもちろん、美髪や美肌効果が期待できます。また、血行をよくして、水分代謝をスムーズにするので、むくみに有効。

> おすすめ薬膳
> 腎を強化して老化予防
> **黒豆ひじきごはん**
>
> 炒った黒豆と水洗いしたひじきを米、黒米と一緒に炊いたごはん。アンチエイジングや足腰の痛みに。

レシピは▶P.69

腫瘍や便秘、しこりをほぐす

こんぶ
[昆布]

食材の働き

五味 鹹 　五性 寒 　帰経 肝、脾、腎

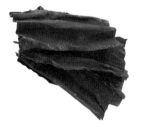

鹹味により、塊をやわらかく小さくするので、さまざまな腫瘍、便秘などによいとされる昆布。体の熱を冷まし、余分な水分をとり、むくみを解消します。

> おすすめ薬膳
> 動脈硬化、高血圧の予防に
> **昆布と黒きくらげのスープ**
>
> 血を補い、気血水の巡りをよくするので、むくみが気になるときにもよいでしょう。

2. 野菜・果物

- 旬の野菜をとり入れて、季節の不調から心と体を守る
- 野菜・果物の四気・五味・帰経を体調管理に活かす

─── 野菜の役割 ───

　薬膳では、野菜には「体にスムーズな通り道を作り、巡らせる役割」があると考えます。

　苦味のある山菜やうど、香りの強いセロリなどには、解毒作用があり、春に起こりやすいのぼせやイライラを鎮めて、気を巡らせます。かぼちゃやかぶ、にんじんなど旬の野菜の甘味は、脾の働きをよくして、消化を助けます。

　夏の暑さには、きゅうりやとうがんなどウリ科の野菜が効果的です。水の巡りをよくして、むくみをとり、体にこもった熱や湿気をとり除きます。

　秋から冬にかけては、滋養効果のあるやまのいもやさといもがよいでしょう。

　こうして、旬の野菜をとり入れることで、その季節に起こりやすい心と体の不調から、守ることができるのです。

─── 果物の役割 ───

　果物には「五臓の働きを助ける役割」があると考えます。おそらく、先人は果物を食べるとなんとなく胃腸の調子がいい、暑い日に食べるとのどの渇きが癒されて、すっきりするなどと感じたのでしょう。

　果物に含まれる豊富な水分は、口やのど、目、腸を潤す作用があります。

　また、南国の果物には、体の余分な熱を冷ます働きが、逆に寒い地方で育てられたさくらんぼやあんずなどは、比較的平性や温性の傾向をもつ果物が多いです。

　普段から冷えを感じる人は、果物を常温で食べるようにしたり、りんごや梨などは煮込んだり焼いたりするなど、火を通して食べるのがおすすめです。

食欲不振や胃腸の不調に

とうもろこし

[玉蜀黍]

食材の働き

| 五味 甘 | 五性 平 | 帰経 脾、肺 |

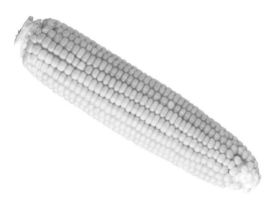

甘味のあるとうもろこしは、脾の働きをよくするので、消化吸収力を高めます。疲れがとれない、胃腸が弱い、くよくよと悩んでしまうときなどに。余分な水分を出すので、むくみ、尿の出が悪いときもおすすめです。

> おすすめ薬膳
>
> 夏バテ気味のときや
> むくみが気になるときに
> **とうもろこしと
> はとむぎのごはん**
>
> 利尿作用により余分な水分を排出するので、体が軽くなります。とうもろこしは、胚芽ごとこそげとるようにして使いましょう。

胃腸虚弱や便秘、気になるむくみに

えだまめ

[枝豆]

食材の働き

| 五味 甘 | 五性 平 | 帰経 脾、腎 |

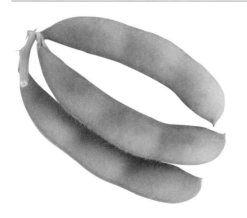

えだまめは、脾の働きをよくするので、胃腸を丈夫にして消化を促します。甘味があるので、疲れているときなどお腹にやさしい食材です。便秘の解消、美肌効果にもよいでしょう。水分代謝もよくなるので、むくみにもよいでしょう。

> おすすめ薬膳
>
> 胃腸の調子を整える
> **えだまめと豆腐の
> 炒め物**
>
> 体の余分な熱をとる豆腐との炒め物は、消化を促して夏の疲れた胃腸にやさしく働きかけます。体力が落ちているときに。

吹き出物や口内炎、夏のほてりに

にがうり

［苦瓜］

食材の働き

| 五味 苦 | 五性 寒 | 帰経 心、脾、肺 |

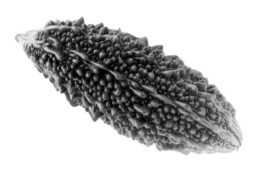

苦味が体にこもった熱をとるため、夏のほてりや暑気あたり、夏バテの予防に。心や肺の熱をとるので、暑さからイライラして眠れないとき、多夢や、吹き出物、腫れ物など肌のトラブルにもよいでしょう。

おすすめ薬膳

疲労を回復して、
夏バテ予防に

にがうりと豚肉のお粥

暑さで消耗した体力を補います。腎の働きをよくする豚肉と野菜を入れたお粥に、にがうりを素揚げにしてトッピングしましょう。

目のトラブルやめまい、イライラの解消に

セロリ

食材の働き

| 五味 甘、苦 | 五性 涼 | 帰経 肝、脾、肺 |

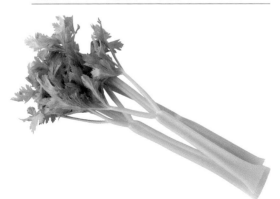

肝の余分な熱をとり、目の充血やかすみ、春に起こりやすいめまいやのぼせ、イライラ、頭痛、情緒不安定などを改善します。また、余分な水分をとり除くので、デトックス効果も期待できます。

おすすめ薬膳

ニキビや吹き出物が
気になるとき

豆腐とセロリの炒め物

体の余分な熱をとり潤す豆腐と、水分代謝をよくするセロリの組み合わせです。炎症を抑えて肌荒れを防ぎ、肌を整えます。

第4章

身近な食材

口の渇きを止め、体の熱を冷ます

トマト

食材の働き

五味 **甘、酸** 五性 **涼** 帰経 **肝、脾**

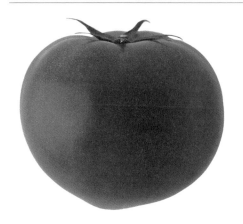

涼性のトマトは、体の余分な熱を冷ますので、発熱時の口の渇きや暑気あたりを改善します。脾の働きをよくして、消化を促進し、食欲不振にもよいでしょう。暑さによるイライラや体のなかにこもった熱気をとり除きます。

> おすすめ薬膳
>
> 体に熱がこもっているとき
> **トマトとあさりのスープ**
>
> どちらも体の熱を鎮め、余分な水分をとり除きます。イライラや不眠に有効な心の熱を鎮めるセロリを加えてもよいでしょう。

夏のほてりや気になるむくみに

とうがん

[冬瓜]

食材の働き

五味 **甘** 五性 **涼** 帰経 **心、肺、腎**

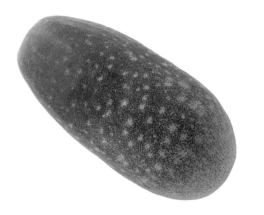

体の熱を冷まし、余分な水分を出すので、むくみに有効なとうがん。不足している水分を補う働きもあるので、暑気あたり、のどの渇きなどの症状にも有効です。体の水分代謝を整えるので、肥満や糖尿病にもおすすめです。

> おすすめ薬膳
>
> 夏のほてりやむくみに
> **とうがんと緑豆の煮物**
>
> 熱を冷まし、利尿作用のある食材同士で、あっさりとした味なので、昆布やチキンスープで煮込み、薄味に調味しましょう。

088

夏の冷えやだるさ、食欲不振に

かぼちゃ

[南瓜]

食材の働き

五味 **甘**　五性 **温**　帰経 **脾**

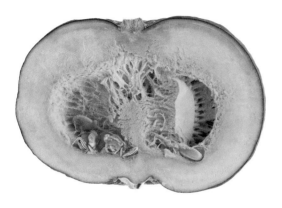

夏が旬のかぼちゃ。寒涼の性質をもつ夏野菜が多いなかで、かぼちゃは温性のため体を温めます。脾の働きをよくして消化吸収を促し、気を補って体力をつけます。なんとなくだるい慢性の疲労感や食欲不振などによいでしょう。

> おすすめ薬膳
> **体の冷えやだるさに**
> ## かぼちゃおしるこ
>
> 脾の働きをよくするかぼちゃとあずきの組み合わせ。シナモンパウダーを加えると、冷えによる痛みにもよいでしょう。

レシピは▶P.68

咳や痰、慢性の便秘や下痢に

たけのこ

[筍]

食材の働き

五味 **甘**　五性 **寒**　帰経 **脾、肺**

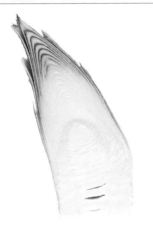

寒性のたけのこは体の余分な熱をとり、肺の働きをよくするので咳、痰を改善し、むくみを解消する効果があります。食物繊維も多く、慢性の便秘と下痢にも有効。はしかやじんましんにも用いられる食材です。

> おすすめ薬膳
> **整腸作用があるので、便秘の人におすすめ**
> ## たけのことくこの実の炒め物
>
> 食物繊維が多く、整腸作用を促し、大腸がんの予防にもなるたけのこ。くこの実は、赤ワインに1時間程度浸けて戻すと、香りよく仕上がります。

第4章

身近な食材

むくみや胃もたれに

なす

[茄子]

食材の働き

五味 甘　五性 涼　帰経 脾、肺

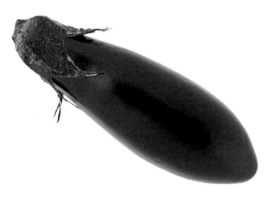

なすは体の余分な熱を冷ますので、夏バテ予防によい食材です。脾の働きをよくするので、食欲不振、胃もたれなどを感じたときにもよいでしょう。水の巡りをよくしてむくみをとります。

おすすめ薬膳

食欲不振や胃もたれなど夏バテに

なすのしょうが焼き

涼性のなすは、食べ過ぎるとお腹を冷やしてしまうことも。しょうがやねぎなど辛味の効いた薬味野菜と合わせるとよいでしょう。

胃もたれや胃痛、胸のつかえに

キャベツ

食材の働き

五味 甘　五性 平　帰経 肝、脾、腎

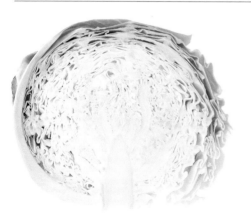

脾の働きをよくするので、食欲増進、胃もたれ、ゲップ、胸のつかえ、胃痛、お腹のはりに有効です。虚弱体質や疲れやすい人にもおすすめ。余分な水をとり除く働きもあります。また、消化器系の潰瘍の予防にも効果的です。

おすすめ薬膳

食べ過ぎや消化不良に

キャベツの梅干し和え

食欲のないときや汗をかき過ぎたときに梅の酸味がよい組み合わせ。消化吸収力が高まるので、胃腸の疲れがとれ、疲労回復に。

熱とほてり、イライラに

こまつな

[小松菜]

食材の働き

| 五味 | 辛、甘 | 五性 | 涼 | 帰経 | 肝、脾、肺 |

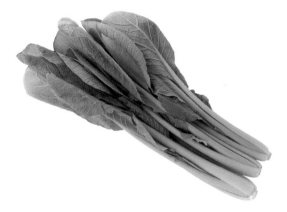

体がほてる、イライラするなどの症状に有効なこまつな。体の余分な熱をとり、気持ちを鎮める働きがあります。肺の熱をとるので、のどの腫れや咳、痰などにもよいでしょう。また、消化を助け、消化不良、便秘にも有効です。

> おすすめ薬膳
>
> イライラしやすいときに
> ### 菊花とこまつなのおひたし
>
> イライラやのぼせなどの改善に効果的な組み合わせ。食用菊は、酢を入れて沸騰させた湯にくぐらせ、すぐに冷水にとりましょう。

顔色の悪さや乾燥肌の解消に

ほうれんそう

[菠薐草]

食材の働き

| 五味 | 甘 | 五性 | 涼 | 帰経 | 肝、脾、肺 |

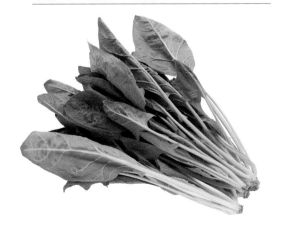

鉄分が豊富で、貧血の改善によいほうれんそう。血を補い、体を潤す働きがあります。顔色が悪い、乾燥肌、慢性便秘などで困っている人におすすめです。肝の働きをよくするので目の充血やめまいに有効です。

> おすすめ薬膳
>
> 疲れやすく顔色の悪い人に
> ### 高麗人参とほうれんそうの水餃子
>
> 貧血気味や気力のないときの疲労回復におすすめ。高麗人参はぬるま湯に1時間程度浸けて戻し、みじん切りにして使います。

第4章　身近な食材

091

発熱、二日酔いの解消に

はくさい

[白菜]

食材の働き

| 五味 | 甘 | 五性 | 平 | 帰経 | 脾、肺 |

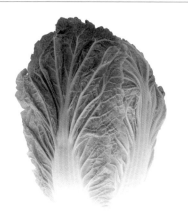

はくさいは、潤す働きがあるので、発熱したときやのどの乾燥、咳や痰の改善によいでしょう。また、胃腸の調子を整えて腸を潤すので、便秘にも効果的です。水分代謝がよくなるので、むくみの解消や二日酔いの防止、解消にも。

> **おすすめ薬膳**
> 整腸作用のある組み合わせ
> ### はくさいと黒きくらげの炒め物
>
> はくさいと黒きくらげをごま油で炒めることで、潤い効果もアップします。はくさいは、ビタミンCの多い芯の部分や外葉も使いましょう。

かぜの初期、食欲不振に

しょうが

[生姜]

食材の働き

| 五味 | 辛 | 五性 | 温 | 帰経 | 脾、肺 |

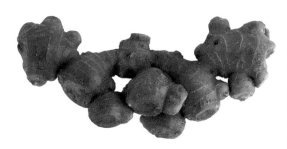

新陳代謝を高めて体を温めます。お腹も温まり、胃の調子を整えて食欲を増進させ、かぜの初期症状を改善します。肺の働きをよくし、冷えで悪化する咳、痰にも有効です。かにやえび、魚介類などの中毒予防や解毒作用にも効果があります。

> **おすすめ薬膳**
> 冷え性、
> かぜの初期症状に
> ### しょうが紅茶
>
> 温性しょうがと紅茶の組み合わせ。温性の黒糖を加えるとさらによいでしょう。冷え性の人、落ち込み気味やイライラするときにも。

足腰の冷えや疲労回復に

にら

[韮]

食材の働き

| 五味 | 辛 | 五性 | 温 | 帰経 | 肝、脾、腎 |

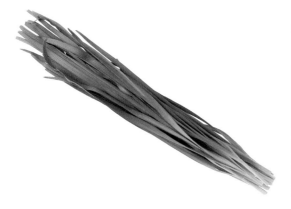

腎の働きをよくして、体を温めるので、足腰の冷え、遺精、腰痛などに有効です。気の巡りをよくするので、食欲がないときにもよいでしょう。血の巡りをよくするので、冷えによる痛みにも効果があります。

おすすめ薬膳

スタミナ不足の人や疲労回復に
にらと豚肉の炒め物

腎の機能を高める食材の組み合わせ。滋養強壮、疲労回復におすすめ。潤いを与える豚肉は、肌の乾燥や腸の乾燥による便秘に。

寒気やかぜ、下痢などに

ねぎ

[葱]

食材の働き

| 五味 | 辛 | 五性 | 温 | 帰経 | 脾、肺 |

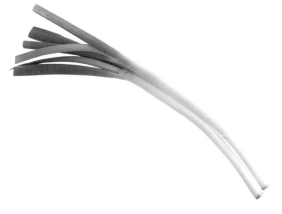

辛味のねぎは、体を温めて、気血の巡りをよくする食材です。とくに、寒気を伴うかぜの初期症状に有効です。冷えによる下痢にも効果的。炒め物や鍋の具材に、細かく刻んで薬味と、常備しておくとよいでしょう。

おすすめ薬膳

かぜのひきはじめの悪寒や冷えに
ねぎ味噌湯

少量の味噌をお湯に溶いて、ねぎやしょうがをたっぷりと入れて飲みます。体を温めて、気血の巡りをよくします。

第4章 身近な食材

目の乾燥、視力低下に

にんじん

[人参]

食材の働き

五味 **甘**　五性 **平**　帰経 **肝、脾、肺**

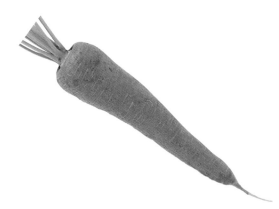

脾の働きをよくするので、食欲不振、下痢などにも有効です。血を補い、肝の働きをよくするので、目の乾きやかすみ、視力低下など、目のトラブル改善におすすめの食材です。また、痰を出し、咳をやわらげる働きもあります。

> おすすめ薬膳
>
> 食欲がないときに
> ### しょうが入りにんじんスープ
>
> しょうがは冷えをとり、体を温め、にんじんは消化吸収を高めます。胃が重いときや食欲のない日によいでしょう。

精神疲労からくる不安、不眠に

ゆりね

[百合根]

食材の働き

五味 **甘**　五性 **寒**　帰経 **心、肺**

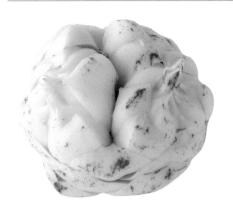

心を落ちつかせる働きがあるゆりね。精神疲労からくるイライラや不安感、眠れないなど、心の熱を鎮めます。肺を潤して、咳を止める働きがあります。また、肌に潤いを与えるので乾燥肌が気になるときにもよいでしょう。

> おすすめ薬膳
>
> 元気が出ないときに
> ### ゆりねのカレー
>
> 気の巡りをよくして、血行を促進するので、気持ちが晴れないときにおすすめ。ターメリックの香りは食欲を増してくれます。

慢性の下痢や咳、痰に

れんこん

[蓮根]

食材の働き

| 五味 甘 | 五性 寒 | 帰経 心、脾、肺 |

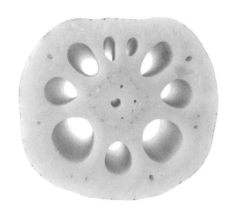

肺の働きをよくするので、のどの渇きや痛み、咳、痰などの改善によいでしょう。脾の働きも整え、食欲不振や慢性下痢の解消に効果的です。また、寒性のれんこんは体の熱を冷ますので、のぼせによいです。

> **おすすめ薬膳**
>
> のどや気管支の不調に
> ### れんこん湯
>
> 寒性のれんこんは皮つきのまますって絞り、辛味のしょうが汁と塩を加えて火にかけ、沸騰させず温かいうちに。

のどの不調や胃もたれ、かぜの予防に

だいこん

[大根]

食材の働き

| 五味 甘、辛 | 五性 涼 | 帰経 脾、肺 |

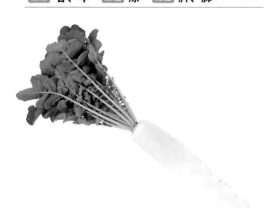

脾の働きをよくするので、胃もたれ、嘔吐、お腹のはりなどによいだいこん。肺の働きを助けるので、のどの不快感、咳や口内炎にも有効です。かぜやインフルエンザの予防、糖尿病の初期に起こるのどの渇きにもよいでしょう。

> **おすすめ薬膳**
>
> のどの痛み、不快感に
> ### だいこん飴
>
> 皮つきでサイコロ状に切り、はちみつで漬け込み3時間以上したら冷蔵庫で保存。熱いお湯に溶いて飲みます。

第4章

身近な食材

冷えと胸のつかえをとり除く

らっきょう

[薤白（ガイハク）]

食材の働き

| 五味 | 辛、苦 | 五性 | 温 | 帰経 | 脾、肺 |

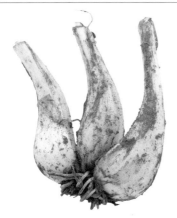

心の働きをよくし、冷えをとり除くらっきょうは、胸痛、胸のつかえの改善によいでしょう。冷えからくる腹痛、下痢、吐き気などにも有効です。梅雨時期の湿気で気分が滅入っているときにもおすすめの食材です。

<table>
<tr><td rowspan="2">おすすめ薬膳</td><td>冷えからの下痢、
胸や心臓の痛みに</td></tr>
<tr><td>らっきょう粥</td></tr>
</table>

らっきょうの甘酢漬けを細かく刻み、白粥に合わせます。元気を補い、消化を促します。体を温めて痛みをとってくれるでしょう。

老化予防や滋養強壮に

やまのいも

[山芋、山薬（サンヤク）]

食材の働き

| 五味 | 甘 | 五性 | 平 | 帰経 | 脾、肺、腎 |

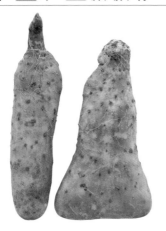

糖尿病など生活習慣病の予防によいでしょう。脾の働きをよくするので、慢性下痢、食欲不振に使います。肺の強化により慢性咳や喘息、腎の強化により頻尿、老化予防に有効です。

<table>
<tr><td rowspan="2">おすすめ薬膳</td><td>元気のないときに</td></tr>
<tr><td>やまのいもとくこの実</td></tr>
</table>

滋養強壮、体力アップの組み合わせです。炒め物や山かけごはんなど、やまのいもの献立に、ぬるま湯やお酒で戻したくこの実を加えましょう。

食欲不振、ゲップや胃もたれに

しいたけ

[椎茸]

食材の働き

五味 **甘**　五性 **平**　帰経 **肝、脾**

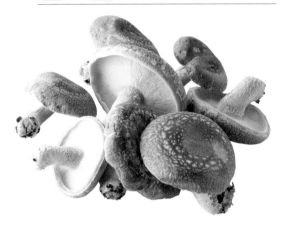

食欲がなかったり、食べると胃がもたれたりなど、脾の消化能力が落ちているときにおすすめの食材です。気を補い、元気をつけ、栄養不足やエネルギー不足で弱った体を補強します。生活習慣病の予防などにもよいでしょう。

おすすめ薬膳

がんの予防、美肌に
しいたけとはとむぎの炊き込みごはん

肝、脾、肺の機能をよくする食材の組み合わせ。気血の巡りをよくし、水分代謝を整え、食べた物の消化を助けて栄養を行きわたらせます。

夏バテやむくみ、口内炎や口の渇きに

もやし

食材の働き

五味 **甘**　五性 **寒**　帰経 **心、脾**

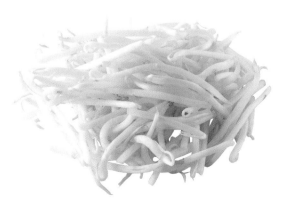

寒性のもやしは、体の熱と湿をとり除くので、夏バテやむくみなどの解消によいでしょう。また、口内炎、膀胱炎などにも有効です。二日酔いのときの口の渇きを癒します。水太りの人におすすめの食材です。

おすすめ薬膳

口内炎や夏バテに
緑豆もやしのにんにく炒め

もやしは体の余分な熱を冷まし、水分代謝を高めて、新陳代謝を活発にしてくれます。にんにくは気血を巡らせて、消化を助けます。

第4章
身近な食材

胃腸の働きを回復、花粉症の緩和にも

しそ

[紫蘇、蘇葉（ソヨウ）]

食材の働き

| 五味 | 辛 | 五性 | 温 | 帰経 | 脾、肺 |

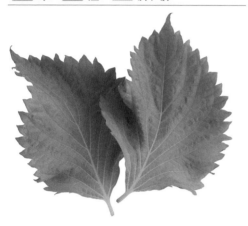

発汗を促し、冷えをとるので、梅雨冷えなどで調子を崩したときにおすすめ。肺の働きをよくするので、花粉症やアレルギー症状にも有効です。また、脾の働きをよくして、胃腸の働きを回復させます。魚介類の食中毒予防にもよいでしょう。

> おすすめ薬膳
>
> 花粉症を和らげるなら
>
> **しそソース**
>
> 体を温めて気の巡りをよくするしそと、体の防衛機能をアップさせる松の実。花粉症やアトピーなどのアレルギー症状を緩和します。

頭や顔のほてり、目の充血に

ミント

[薄荷（ハッカ）]

食材の働き

| 五味 | 辛 | 五性 | 涼 | 帰経 | 肝、肺 |

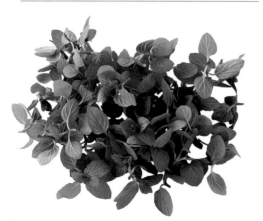

涼性のミントは、熱かぜによる頭痛やのどの腫れ、痛みによいでしょう。とくに体の上部の熱を冷ますので、頭や顔のほてり、目の充血に効果的です。香りが気分をリフレッシュさせ、気の巡りをよくするので、イライラにも。

> おすすめ薬膳
>
> リフレッシュしたいときに
>
> **ミントをいつものお茶にプラスして**
>
> 涼性の緑茶は、脳をスッキリさせたいときによいでしょう。ミントのさわやかな香りがのどにやさしく、鼻の通りもよくなります。

夏バテ時の疲労回復、胃腸強化に

うめ

[梅]

食材の働き

五味 **酸**　五性 **平**　帰経 **肝、脾、肺**

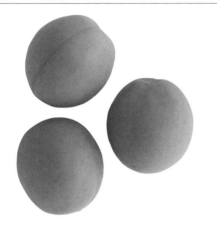

発熱や下痢、汗のかき過ぎによる、のどの渇きを潤します。また、のど の腫れや痛みを和らげます。酸味の収斂作用により慢性下痢や食中毒が原因の下痢にも効果的です。疲れや夏バテ、またかぜ気味のときなどによいでしょう。

> **おすすめ薬膳**
> 胃腸の調子を整え、体の冷えを解消
> ### 梅醤番茶
>
> 梅干し1個を茶碗に入れて箸でよく潰し、醤油少々としょうがの絞り汁少々を加えます。熱い番茶を注いで、熱いうちに飲みましょう。

体のほてりやむくみを解消

すいか

[西瓜]

食材の働き

五味 **甘**　五性 **寒**　帰経 **心、脾、腎**

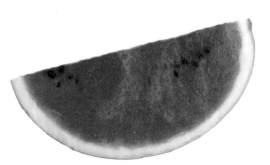

体の熱を冷まし、のどの渇きをとるので、口内炎や発熱後の水分補給に有効。熱中症や暑気あたりなど、血液循環が悪く、顔がほてる、頭がすっきりしないときにおすすめです。むくみや排尿異常にもよいでしょう。

> **おすすめ薬膳**
> むくみが気になる人に
> ### すいかの皮の酢の物
>
> 硬い緑色の外皮をむいて、薄く短冊型に切り、塩を少量ふってしんなりしたら水気を絞って、米酢、醤油、砂糖、塩で合わせ酢を作り和えます。

第4章 身近な食材

便秘や二日酔いに

バナナ

食材の働き

五味 **甘** 五性 **寒** 帰経 **脾、肺**

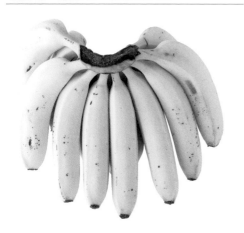

熱帯原産のバナナは、体の熱を冷ます働きがあり、食べ過ぎると体を冷やしてしまい、代謝が悪くなるので、気をつけましょう。また、肺や腸を潤すので、慢性の空咳や便秘の解消によいでしょう。二日酔いの人におすすめです。

おすすめ薬膳

腸内を潤して、便秘の改善に
くこの実入り バナナジュース

腸内環境を整えて、体力回復、滋養強壮によい組み合わせ。くこの実は水やお湯で戻し、バナナ、牛乳と一緒にミキサーで回します。

のどの渇きを潤し、二日酔いに

なし

[梨]

食材の働き

五味 **甘、酸** 五性 **涼** 帰経 **心、脾、肺**

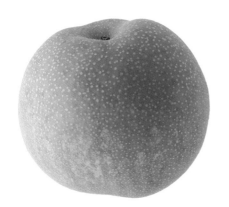

水分を多く含んだ梨は、肺に潤いを与え、熱を冷ますので、発熱後ののどの渇き、空咳、痰の切れが悪いときやのどの炎症によいでしょう。また、酒毒をとり除くので、お酒を飲み過ぎたときにおすすめです。

おすすめ薬膳

のどが渇き、痰がからんでいるときに
梨のはちみつ煮

体の熱をとる涼性の梨ですが、はちみつと煮ることで冷え過ぎを防ぎます。白きくらげやなつめなどと煮込んでもよいでしょう。

咳や痰の改善、食欲のないときにも

みかん

[蜜柑]

食材の働き

[五味] **甘、酸** [五性] **涼** [帰経] **脾、肺**

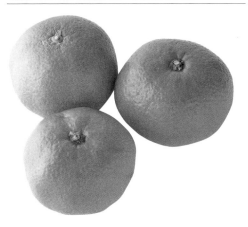

脾の働きをよくして、消化吸収を促進するので、食欲のないときやかぜの予防に。気の巡りをよくして、のどや胸がつかえるなどの症状をとり除きます。咳や痰、ゲップ、腹部の膨満感などにも有効です。美肌づくりにもよいでしょう。

<table>
<tr><td rowspan="2">おすすめ薬膳</td><td>かぜをひいたなと感じたら</td></tr>
<tr><td>**みかんの葛ゼリー**</td></tr>
</table>

みかんの絞り汁と葛粉、砂糖を合わせて加熱してとろみを出します。チンピとしょうがの絞り汁を加え、温かいうちに食べます。

胃腸の不調を整え、便秘を改善

りんご

[林檎]

食材の働き

[五味] **甘、酸** [五性] **涼** [帰経] **心、脾**

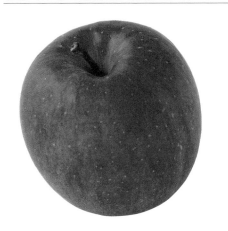

体の余分な熱を冷まし、潤すので、口の渇きや二日酔いなどによいでしょう。体を冷やすので、温め効果のあるシナモンと一緒に用いられることがあります。脾の働きをよくして消化を助けるので、お腹のはりや便秘を改善します。

<table>
<tr><td rowspan="2">おすすめ薬膳</td><td>腸の働きを整えたいときに</td></tr>
<tr><td>**なつめ入り焼きりんご**</td></tr>
</table>

りんごはバターでしんなりするまで炒め、なつめを水から弱火で10分間煮出し、黒糖と白ワインを加え、炒めたりんごを浸け込みます。

第4章

身近な食材

3. 魚・肉・その他

ここがポイント！

● 虚弱な場合は、魚や肉に宿る生命エネルギーを活用する
● 魚や肉、調味料の四気・五味・帰経を体調管理に活かす

——— 魚・肉の役割 ———

　薬膳では、魚や肉は「虚弱の場合に必要」と考えます。魚や肉には、動物が活動的に動く力が宿っているので精をつける働きがあると考えられているからです。

　本来、人間は雑食で、体は魚や肉など動物のもっている生命エネルギーを必要としています。野菜だけの食生活だと体がバランスを崩して、女性では無月経になることもあります。

　逆に、魚や肉ばかりをとり過ぎるのもよくありません。欧米人よりも腸が長い日本人は、消化吸収に時間がかかるのです。野菜や果物、穀類や豆類など、食物繊維が豊富な食材もとり入れてバランスよく食べることが大切です。

——— 味つけと薬膳 ———

　調味料はそのものを体質改善の目的で使うことはありません。調味料は料理の味を決め、食材のうま味を引き出します。

　まずは、おいしく味つけをすることが第一です。さらに、香辛料や調味料が体に及ぼす働きを知り、上手に使いこなすことで、季節や体質、体調にあった調理ができ、薬膳料理を作ることができるのです。

　前述した「五味」（51 ページ）の働きを覚えて、ご自宅でも弁証施膳の薬膳を楽しみましょう。

血行をよくして水分代謝をアップ

あさり
[蜊]

食材の働き

五味 **甘、鹹**　五性 **寒**　帰経 **肝、脾、腎**

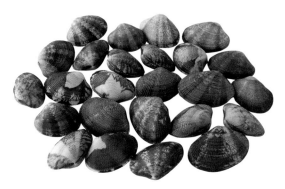

寒性のため、体の余分な熱を冷まして、ほてりを鎮めます。また、余分な水分をとり、尿を出やすくするので、むくみや黄色っぽい痰などの症状によいでしょう。肝の働きがよくなるので、春のイライラや五月病の予防に。

おすすめ薬膳　巡りをよくして五臓を養う
**野菜たっぷり
クラムチャウダー**

あさりは殻ごと使い、はとむぎやじゃがいも、にんじん、ブロッコリーなどを牛乳で煮込むスープ。むくみの解消や五臓を養います。

レシピは▶P.68

お腹の冷えや胃弱、血行改善に

さけ
[鮭]

食材の働き

五味 **甘**　五性 **温**　帰経 **脾**

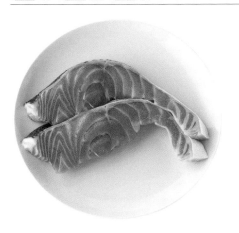

温性の性質をもつ鮭は、胃腸を温めて消化機能を増進し、胃弱、疲れなどに有効です。また、水分代謝をよくするので、むくみを解消します。気を補い、血の巡りをよくするので、かぜをひきやすい人や冷え性の人に。

おすすめ薬膳　お腹の冷え、胃の痛みが気になるときに
鮭とにらの味噌仕立て

体を温める鮭とにらを使って、石狩鍋や三平汁など味噌鍋にして食べるとよいでしょう。お腹の冷えや消化不良に。

第4章　身近な食材

月経不順や貧血、動脈硬化の予防に

いか
［烏賊］

食材の働き

五味 鹹　五性 平　帰経 肝、腎

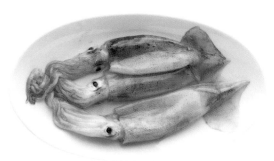

肝腎の働きをよくするので、疲労回復や老化防止にも有効です。血を補うので、婦人病のトラブル、月経不順や不正出血、貧血、血虚による閉経などの症状がある女性におすすめ。動脈硬化や高血圧の予防にもよいでしょう。

おすすめ薬膳

ダイエットに
いかのとうがらし炒め

体力強化によいいかは、食べるダイエットにおすすめ。とうがらしは新陳代謝を促進させるので、肥満予防に。

血液を浄化して生活習慣病予防

かに
［蟹］

食材の働き

五味 鹹　五性 寒　帰経 肝、脾

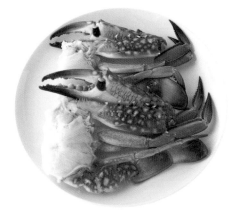

肝の働きをよくして、血の滞りを改善します。生活習慣病の予防にも役立ちます。かにには、体の余分な熱、水分をとり除くことで汚れた血液を浄化する作用があるので、むくみや腫れ物にもよいでしょう。

おすすめ薬膳

体を冷やすかにを
バランスよく
かにとしょうが

体を冷やす寒性の性質をもつかには、しょうがと一緒に食べましょう。しょうがには温め効果のほか、食中毒の予防効果もあります。

めまいや足腰の冷え、スタミナアップに

えび

［海老］

食材の働き

五味 **甘、鹹**　五性 **温**　帰経 **肝、腎**

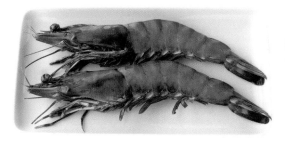

体を温めてスタミナをつける強壮効果があるえび。腎の働きをよくして精力を高めるので、体力、気力がアップします。肝の働きをよくして、めまいやふらつき、手足の震えなどの症状にもよいでしょう。足腰の冷えを感じる人におすすめ。

おすすめ薬膳

精力減退や冷え性、滋養強壮に

えびとにらのワンタン

腎を強くして発育、成長、精力、生殖などの働きをよくするえびとにら。体を温めて元気をつける食材。老化が気になり始めた人に。

目のトラブル、重だるい体に

うなぎ

［鰻］

食材の働き

五味 **甘**　五性 **平**　帰経 **肝、腎**

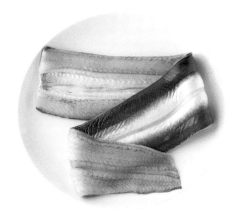

肝腎を補う食材として、滋養強壮、老化予防に有効です。疲れ、めまい、手足のしびれによいでしょう。とくに「目のビタミン」と呼ばれ、目のトラブルに効果的。水の巡りをよくするので湿気のあるときの重だるさにもよいでしょう。

おすすめ薬膳

目の疲れや全身の疲労を改善、滋養強壮に

うなぎのとろろがけ

うなぎとやまのいもは、元気を補い、体を強化していく作用があります。精力が減退気味、髪や肌につやがないときに。

第4章　身近な食材

食欲がないときや虚弱体質の人に

とりにく

[鶏肉]

食材の働き

五味 **甘**　五性 **温**　帰経 **脾**

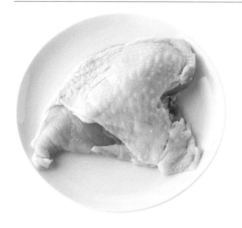

肉類のなかでも肉質がやわらかく消化吸収がよいので、胃腸に負担がかからない鶏肉。お腹を温めて気を補うので、食欲がないときや慢性の下痢の改善に。虚弱体質の人の体質改善、体力が落ちている人や産後の体力回復にもよいでしょう。

おすすめ薬膳

体力が落ちて、
体が冷えているときに
参鶏湯風スープ

鶏手羽6本、なつめ2個、高麗人参5枚、しょうが1片薄切り、ねぎ1本ぶつ切り、にんにく4片を鍋に入れて水から煮込みます。

貧血を改善して疲れ目を癒す

とりレバー

[鶏レバー]

食材の働き

五味 **甘、苦**　五性 **温**　帰経 **肝、脾、腎**

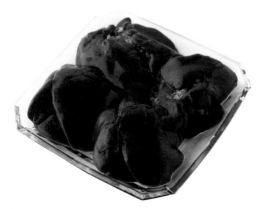

目は五臓の肝とつながっていると考えるので、鶏の肝臓を食べて肝の働きをよくすることで、視力の低下や疲れ目、夜盲症などによいでしょう。血を補うので、貧血気味や肝臓の弱い人、子どもの栄養不良にも有効です。

おすすめ薬膳

貧血気味の人に
金針菜と鶏レバーの
炒め物

血を補う金針菜と鶏レバーの組み合わせは、貧血はもちろん、栄養補給が偏り気味の人に。憂鬱な気分をはらし、元気にします。

加齢による潤い不足の解消、疲労回復に

ぶたにく

[豚肉]

食材の働き

五味 **甘、鹹**　五性 **平**　帰経 **脾、腎**

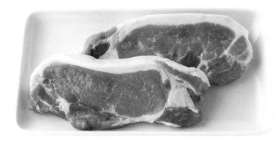

腎を補い、精力を高め、滋養強壮によい豚肉。体に潤いを与えるので、老化による肌の乾燥、のどの渇き、空咳などによいでしょう。気血を補い、虚弱体質の体質改善、病後の体力回復、産後の母乳不足などにも有効。

おすすめ薬膳 **体を潤して、便秘を解消**
豚肉ときのこの炒め物

体に元気をつけて体力をアップさせ、乾燥した腸を潤して、便通をよくします。とくに高齢者にとり入れてほしい組み合わせです。

冷え性、足腰の冷え、痛みに

ラム、マトン

[羊肉]

食材の働き

五味 **甘**　五性 **熱**　帰経 **脾、腎**

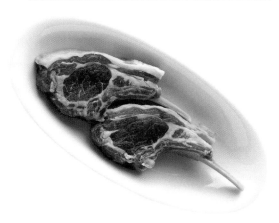

熱性の羊肉はお腹を温めるので、冷えによる腹痛、食欲不振、吐き気などによいでしょう。腎を補うので、足腰のだるさ、腰の冷え、産後の体力回復などに有効です。貧血気味、虚弱体質、疲れがとれない人に。

おすすめ薬膳 **冷え性や冷えからくる腰痛に**
羊肉としょうがのスープ

体を温めるので、冷え性や虚弱体質の人におすすめ。逆に夏の暑い日や、のぼせやすく暑がり、湿疹や口内炎があるときは控えましょう。

第4章 身近な食材

体液や血液を補い虚弱体質の改善に

たまご

[鶏卵・卵黄]

食材の働き

五味 **甘**　五性 **平**　帰経 **脾、肺**

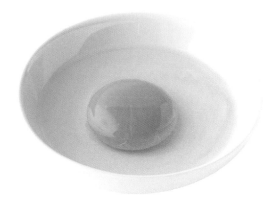

とくに卵黄は、不足している体液や血液を補い、体を潤す効果があります。病気の人や虚弱体質の人を元気づけ、妊婦と赤ちゃんを守る食材です。また、発熱後の精神不安、不眠、咳、のどの渇き、声がれなどにも有効です。

おすすめ薬膳	血行促進、滋養強壮に **にらのたまごとじ**

にらは血行をよくして、体を温める食材です。気血を補い、巡りもよくなるので、疲れや不安感が解消されるでしょう。

五臓を養い、腸、肌や髪を潤す

ぎゅうにゅう

[牛乳]

食材の働き

五味 **甘**　五性 **平**　帰経 **脾、肺**

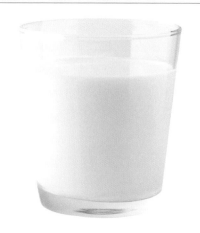

牛乳は、五臓を養う大切な食材です。肺や脾の働きをよくし、呼吸器や胃腸を潤す効果があるので、のどの渇きや便秘の解消によく、肌や髪を美しくする効果もあります。元気が足りない人、虚弱体質の人にもよいでしょう。

おすすめ薬膳	のどを潤し、便秘の改善にも **バナナミルク**

潤い効果がたっぷり。便秘の改善、肌や髪の美容効果にも。体を冷やす作用があるので、冷え性の人はシナモンなどを加えても。

血行をよくして体を温める

さけ
［酒］

食材の働き

| 五味 | 甘、辛、苦 | 五性 | 温 | 帰経 | 肝、心、脾、肺 |

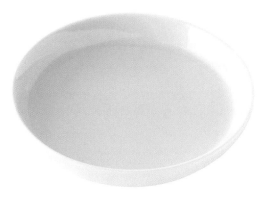

酒は「百薬の長」といわれ、少量とることで、血行がよくなり、体を温めます。冷え性、冷えからくる関節や筋肉の痛み、胸痛、腹痛などに有効です。ただし、ビールは体を冷やします。適度な飲酒を心がけましょう。

| おすすめ薬膳 | 消化吸収をよくし、疲労回復に **梅酒** |

酒は、食材の成分が溶け出しやすく、吸収しやすいのが特徴。梅酒は、のぼせやほてりを抑え、消化吸収をよくし、疲労回復に効果的。

消化吸収力を高め、腸や肌を潤す

はちみつ
［蜂蜜］

食材の働き

| 五味 | 甘 | 五性 | 平 | 帰経 | 脾、肺 |

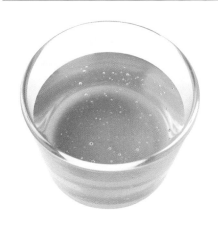

食欲不振、疲れやすい人におすすめの食材です。とくに、胃痛、腹痛を和らげます。肺を潤すので、咳、痰、皮膚の乾燥によく、かぜの予防に効果的。また、腸を潤すので、便通をよくします。口内炎にもよいでしょう。

| おすすめ薬膳 | 空咳が続く人の肺を潤す **れんこんはちみつ** |

すり下ろしたれんこんとはちみつを一緒にお湯を入れて混ぜて飲みましょう。少しずつ、ゆっくりとのどを潤すように飲むことが大切です。

目の充血、口の渇き、口臭予防に

とうふ

[豆腐]

食材の働き

五味 **甘**　五性 **涼**　帰経 **脾、肺**

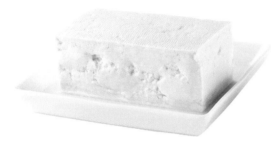

体の余分な熱をとる涼性のとうふ。古くから、高熱時に豆腐湿布を用いるなどの民間療法も伝わっています。脾の働きをよくするので、消化不良のときにもよいでしょう。潤いの働きがあるので、空咳、口の渇き、口臭予防におすすめ。

> おすすめ薬膳
>
> 肌をしっとりさせて、エイジングケアに
>
> ### 豆腐のゆりね 梅あんかけ
>
> 肌に潤いを与えるゆりねと、食欲を促し、消化を助ける梅干しを使って、酸味の効いたあんを作り、湯豆腐にかけて。

胃腸の停滞感、吐き気や痰に

しお

[塩]

食材の働き

五味 **鹹**　五性 **寒**　帰経 **心、脾、肺、腎**

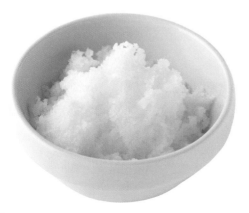

味の決め手になる塩。鹹味は、食べ物が胃の中に停滞して、強い吐き気、痰が絡む状態のときに、催吐剤として使われます。また、外用として、歯茎の出血、のどの痛みや腫れによく、昔からうがいや歯みがきなどにも使用されています。

> おすすめ薬膳
>
> 吐き気、消化不良に
>
> ### 山椒と塩
>
> 山椒の粉と塩を混ぜて、調理に用いましょう。山椒には、肉や魚の臭みをとる作用があります。胃のむかつきを抑えて、食欲が戻ります。

血行をよくし、しこりを小さくする

くろず

[黒酢]

食材の働き

五味 **酸、苦** 五性 **温** 帰経 **肝、脾**

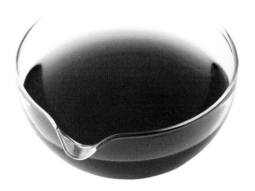

中国では、酢といえば黒酢のこと。血行をよくし、血の滞りを解消するので、しこりを小さくします。食欲を促し、魚や肉の消化を促進する解毒効果があります。また、収斂の効果があるので、汗かきや出血症状にもよいでしょう。

おすすめ薬膳

疲れた体を癒すなら

チンピ酢

血の巡りをよくする酢と、気の巡りをよくするチンピの組み合わせ。胃の調子を整え、体をスッキリさせます。解毒効果もあります。

産後の体力回復、不正出血に

こくとう

[黒糖]

食材の働き

五味 **甘** 五性 **温** 帰経 **肝、脾**

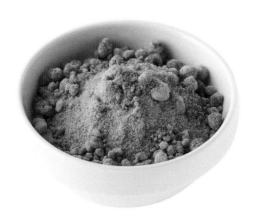

血を補う黒糖は、不正出血や貧血、出産後の体力回復や異常出血によいでしょう。お腹を温めるので、冷えからくる月経痛や月経不順など、女性特有のトラブルに効果的。体力がなく、消化吸収力が落ちているとき、鬱気分のときに。

おすすめ薬膳

貧血、月経不順に

なつめの黒糖煮

なつめは水に浸けて一晩おき、戻し汁、黒糖、香りづけの洋酒と一緒に鍋に入れて、弱火で約30分とろみがつくまで煮ます。

第4章

身近な食材

次の文章が正しければ○、誤っていれば×を（　）に入れなさい。

Q1
（　）
金針菜は「亡憂草」とも呼ばれ、貧血やむくみによい食材である。
ヒントは▶P.76

Q2
（　）
さんざしは主に腎の働きをよくするので、加齢による足腰のだるさによい。
ヒントは▶P.77

Q3
（　）
冬の冷えには、温性のトマトやもやしをとるのがよい。
ヒントは▶P.88、97

Q4
（　）
黒糖は五臓の脾を助け、貧血やお腹の冷えによい。
ヒントは▶P.111

Q5
（　）
セロリは肝の熱をさますので、目の充血やイライラによい。
ヒントは▶P.87

Q6
（　）
みかんの皮を乾燥させたチンピは、脾の働きをよくして食欲不振を解消する。
ヒントは▶P.74

解答は▶P.159

第 5 章

薬膳・漢方と 暮らし

「毎年春先になると気持ちが落ち着かない」「毎日忙しく疲れがとれない」「最近白髪が目立ち始めて気になる」など、私たちは暮らしのなかで、心と体のさまざまな不調とぶつかります。もちろん、生まれもった体質は人ぞれぞれですが、季節や年齢、性別、生活習慣によって、不調になりやすいきっかけがあるのです。

ここでは、「陰陽五行説」に基づいた、自然と調和する生き方のヒントをみつけてください。みなさんと家族の健康につながります。

1. 季節と養生

> ここがポイント！
>
> ● 季節の特徴と体調の変化を理解する
> ● 季節の特徴を理解して食材選びに活かす

二十四節気

　漢方では、節分を基準に一年を24等分して約15日ごとに分けた「二十四節気」の暦で季節をとらえます。この暦は、現在では一般的ではありませんが、生活暦として使われることがあります。私たちの暮らしのなかにも「春分」や「夏至」などの言葉は根づいています。

季節	二十四節気	いつごろ	意味
春	立春	2月4日ころ	この日から立夏の前日までが春。日足が徐々にのび、気温が上昇する。
	雨水(うすい)	2月19日ころ	雪が雨に変わり、積雪や氷も溶けるころ。春一番が吹き始める。
	啓蟄(けいちつ)	3月6日ころ	冬眠していた虫たちが目覚めて穴から出てくるころの意味。
	春分	3月21日ころ	昼と夜の長さがほぼ同じになる。この日を挟んで前後7日間が春の彼岸。
	清明(せいめい)	4月5日ころ	すべてが生き生きとし、清くて明るい空気が満ちるころ。百花が咲き競うころ。
	穀雨(こくう)	4月20日ころ	田や畑の準備が整い、やわらかな春の雨が降るころ。
夏	立夏	5月6日ころ	この日から立秋の前日までが夏。新緑が美しく、日の盛りに夏の気配が感じられる。
	小満(しょうまん)	5月21日ころ	陽気がよくなり、草木が生長し、天地に満ち始めるころ。
	芒種(ぼうしゅ)	6月6日ころ	稲の穂先のようにとげのような芒(のぎ)のある穀類の種まきをするころの意味。
	夏至	6月21日ころ	1年で一番昼が長い日。日本ではちょうど梅雨の最中。
	小暑(しょうしょ)	7月7日ごろ	本格的な暑さが始まり、梅雨が明けるころ。
	大暑(たいしょ)	7月23日ころ	1年で最も暑いころの意味。夏の土用のころ。
秋	立秋	8月8日ころ	この日から立冬の前日までが秋。日本では暑さのピーク。
	処暑(しょしょ)	8月23日ころ	暑さが落ち着くころ。朝夕は涼風が吹くころ。
	白露(はくろ)	9月8日ころ	秋が本格的に始まり、草花に朝露がつくころ。
	秋分	9月23日ころ	昼と夜の長さがほぼ同じになる。この日を挟んで前後7日間が秋の彼岸。
	寒露(かんろ)	10月8日ころ	秋が深まり、草花に冷たい朝露がつくころ。菊の花が咲き、紅葉の準備に入る。
	霜降(そうこう)	10月23日ころ	野に枯れ草が目立ち始め、山間部の朝は霜が降り始める。紅葉が盛ん。
冬	立冬	11月7日ころ	この日から立春の前日までが冬。日は日増しに短くなり、冷たい雨が降る。
	小雪(しょうせつ)	11月22日ころ	日差しが弱まり、冷え込みが厳しくなるころ。木々の葉は落ち、初雪が降るころ。
	大雪(たいせつ)	12月7日ころ	雪が降り積もるようになるころ。霜や氷がはり始める。
	冬至	12月22日ころ	1年で一番夜が長い日。この日より日がのび始めることから「一陽来復」の日といわれる。
	小寒(しょうかん)	1月5日ころ	「寒の入り」といい、この日から節分までが「寒」と呼ばれ、寒さが本番になるころ。
	大寒(だいかん)	1月20日ころ	1年で最も寒さが厳しいころ。これからは暖かくなるということ。

春の養生

　春は草木が芽吹く季節。自然と心も体ものびのびとしてきます。その気持ちを押さえ込まずに、活動的に過ごすようにしましょう。朝は早く起き、日光を浴びてのんびりと散歩したり、新鮮な空気をたっぷりと吸収することが大切です。気温の変化に合わせて衣類を調整する必要もあります。

　陽気になり、血の巡りがよくなる春は、肝の働きが高ぶりやすく、胃腸の働きが弱くなりやすいと考えます。生ものや冷たいものは控え、温かいものを食べるようにして、さっぱりとした味つけを基本に、刺激物、肉や高脂肪の食材は控えます。

　肝の高ぶりを抑える旬の野菜をたっぷりと食べることで、同時に自然の甘みをとり入れることができます。野菜のもつ甘みは、脾の働きを高めて、胃や腸といった消化器官を元気にしてくれます。また、春には、口内炎や肌荒れがあらわれやすいので、注意しましょう。

■**甘味をとる**：消化吸収の働きをもつ脾を助ける
・あわ、麦、米、きび、豆、はとむぎなどの雑穀
・にんじん、ゆりね、キャベツ、たけのこ、アスパラガスなどの甘みのある旬野菜

■**苦味をとる**：余分な熱をとり解毒を助ける
・菜の花、しゅんぎく、うど、ふきのとうなど、旬の葉野菜や山菜
・セロリ、菊花、ミント、パセリ、みつばなどの香味野菜

■**酸味を控える**：肝が高ぶり過ぎないように

■**脾の働きを高める**：肝が高ぶり過ぎると脾が弱まるため
・穀類、豆類、いも類、旬の野菜
・なつめ、はすの実などの食薬

夏・梅雨の養生

　大地を潤し、植物が大きく育ち、やがて花を咲かせるこの季節。人間も新陳代謝が活発なときです。体内に蓄えていたエネルギーを発散させ、活動しましょう。気持ちを外に向け、焦ったり、怒ったりせず、陽の気をしっかりとり込みます。

　夏は体のなかに熱や湿気がこもりやすく、心が高ぶることで動悸や不眠になったり、体が重だるく、食欲不振や胃腸の調子が悪くなったりしやすい季節です。

　ほてりなど、体の余分な熱をとるには夏野菜や苦味のある食材をとり入れましょう。ただし、冷たいもののとり過ぎはかえって脾の働きを弱めるので、お年寄りや胃弱の人は、生ものは控えて、体を冷やさないようにしょうがやしそ、スパイスなどを使いバランスをとることが大切です。

　体の余分な水分を排出し、胃腸の働きを整えるには、水の巡りをよくする豆類や穀類、ウリ科の野菜がよいでしょう。

■**酸味をとる**：汗のかき過ぎを防ぐ
・梅干し、レモン、酢、さんざしなど

■**苦味をとる**：余分な熱を冷まし、暑さから体を守る
・にがうり、ピーマン、菊花、緑茶など

■**水を巡らせる食材をとる**：余分な熱を冷まし、水分代謝を上げる
・トマト、なす、きゅうり、とうがん、すいかなどの夏野菜
・はとむぎ、緑豆、とうもろこしのヒゲなど

■**元気を補う食材をとる**：暑さと汗で不足する気を補う
・雑穀、豆類、いも類など
・かぼちゃ、にんじん、きのこ類
・高麗人参、なつめなどの食薬

秋の養生

　秋は植物が実を結び、収穫を迎える季節です。あふれていた陽の気は少なくなり、陰の気が増えてきます。外に向けていたエネルギーを冬に備えて体の中に収めていきましょう。秋は夜更かしせず、心穏やかに過ごしましょう。

　秋は空気が乾燥し、人間の体も同様に乾きやすくなります。肺の働きをよくして、のどの乾燥、腸の乾燥による便秘を防ぐには、酸味と甘味があり水分を多く含んだ旬の果物がよいでしょう。辛いもの、刺激の強いものは、体を乾燥させてしまうので、控えめにしましょう。五行配当表からも読めるように、白い食材は体内を潤すと考えられています。

　また、夏に消耗した気力・体力を補うには、滋養強壮効果のある高麗人参やなつめ、やまのいもなどをとり入れるとよいでしょう。

■**酸味、甘味をとる**：潤いを補い乾燥をやわらげる

・さんざし、酢、レモンなど

・かりん、ざくろ、梨、かき、ぶどう、りんごなどの旬の果物

・かぼちゃ、じゃがいも、さといも、やまのいも、さつまいも、だいこん、にんじん、れんこんなど

・なつめ、高麗人参、くこの実など

■**辛味を控える**：体の水分が失われやすく、乾燥するため

■**白い食材をとる**：肺を潤し、肺の働きをよくする

・松の実、くるみ、くり、らっかせい、ぎんなんなどの木の実、種

・白きくらげ、白ごま、杏仁、ゆりね、はちみつ、豆腐など

冬の養生

　植物は枯れて、動物や虫は地に潜り冬眠する季節です。むやみに気持ちや考えを外に出さず、心静かに暮らしましょう。朝は日の出を待ってゆっくりと目覚め、春に備えて心や体にエネルギーを蓄えておくことが大切です。

　寒く乾燥した気候に合わせて、体を温める食材を意識的にとりましょう。スパイスや辛味のある野菜が血行をよくします。また、冬の寒さによって衰えた生理活動を維持し、活動が活発になる春に備えるために、腎の働きを助ける高麗人参ややまのいtoo、また、五行配当表からも読めるように、黒い食材も腎の働きをよくして、生命力と免疫力の源になると考えられています。

　野菜はミネラルを多く含む根野菜など、旬のものを必ず火を通して温めて食べましょう。冷めたごはんやおかずもそのままにせず、一度温めて食べるように心がけましょう。

■**辛味をとる**：体を温める作用がある
・しょうが、ねぎ、にんにくなど
・山椒、胡椒、シナモン、とうがらしなど
・酒を適量とることで体を温める

■**鹹味をとる**：腎の働きを助ける
・昆布、ひじき、わかめ、のり、魚介類など、火を通して食べる

■**黒い食材をとる**：腎の働きを助ける
・黒きくらげ、黒ごま、黒米、黒豆、海藻類、しいたけ、黒糖

■**元気を補う食材をとる**：春のためにエネルギーを蓄える
・羊肉、牛肉、えび、しいたけ、やまのいも、もち米など
・高麗人参、なつめなどの食薬

季節と動植物の活動

　古代の人々による自然観察は、季節の動植物の活動にもおよんでいます。温暖な春、暑い夏、多湿な土用（梅雨）、乾燥した秋、寒い冬は一年の気候変化です。季節に応じた動植物の活動を「五能」とよび、「生長化収蔵」であらわします。

五季	春	夏	土用	秋	冬
五能	生	長	化	収	蔵

　春、暖かくなると植物はいっせいに芽吹きます。新しい生命が生まれる季節でもあります。

　高温多湿な梅雨から夏にかけて、植物たちは生長し、花を咲かせ実をつけるという変化をとげます。赤ちゃんだった動物も成長して、大人の体へと変化していくのがこの季節です。

　秋は空気が乾燥して涼しくなります。この時期に実は収穫に向けて成熟します。動物もペアを組んで新しい生命を宿します。

　冬、寒さが増してくると植物は葉を枯らし、地下の根に養分を貯蔵します。同じように動物も冬眠したり、活動をおさえて寒さをしのぎます。

　人も五能の影響を受けます。春になぜか新しいこと、例えば習い事などを始めたくなったり、冬のダイエットが難しいと感じたことはありませんか？人と自然は切り離せない関係にあると思い知らされる瞬間でもあります。

2. 未病と養生

ここがポイント！

- よくある未病の特徴と代表的な養生法を理解する
- それぞれの未病に有効な食材を理解する

―― 疲れがとれない ――

　なんとなくだるい、寝ても疲れがとれない、気持ちが沈んで元気が出ないなど、心と体の疲れは、多忙な毎日、不規則な生活、緊張やストレスなど、さまざまな要因が考えられます。虚弱体質、老化、慢性疾患による消耗などでも疲れは起こりやすくなります。疲れは体のバランスが乱れたとき、最初にあらわれるサインです。この段階できちんとケアすることが大切です。

　漢方では、とくに脾と腎の不調が疲れを招くと考えます。食欲がわかず、胃もたれや下痢しやすい人の疲れは、脾の失調が原因と考えます。栄養が吸収しづらいので、元気が出ず、食後すぐに眠くなったり、朝の寝起きが悪くなったりします。

　一方、もともと虚弱で体が冷えやすく元気もやる気も出ないような人の疲れは、腎の失調が原因と考えます。蓄えていた元気が消耗し、足腰がだるくて力が入らず、夜になると起きていられなくなります。

　睡眠や休養をとり、胃腸に負担をかけず元気を補う食品をとり入れましょう。

■薬膳でのとらえ方

・主食である穀類は元気を養う

元気の気は「氣」とも書きます。米が元気の源だと考えられるので、穀類などの主食をしっかりと噛んで食べましょう。

・芽吹く力をとり入れる

植物が芽吹くときのエネルギーと栄養を蓄えている、種や実を食べましょう。くりやくるみ、レーズンなどのドライフルーツがよいでしょう。

・脾と腎を養う食材をとる

なつめ、とうもろこし、かぼちゃ、しいたけなど自然の甘味が脾を、黒豆や黒米、ひじきや昆布など、黒い食材は腎を養います。

冷えが気になる

　冬はもちろんのこと、夏も冷房の効き過ぎで冷えに悩む人が増えています。冷えの出方は人によってさまざま。手足の先が氷のように冷たい人、顔はほてるけれど下半身が冷えてつらい人など。また冷えは、頭痛、肩こり、月経痛など多くの不調の元になります。

　漢方では、冷えの原因をいくつかに分類しています。まず血行が悪くて末端まで熱を送れない人は、手足の先が冷えてしびれ、しもやけやあかぎれなども出やすくなります。肌の色も悪く、冷えのぼせも起こります。

　全身を温める力が弱い人は、足腰を中心に下半身が冷えてだるく、むくみやすくなります。トイレが近く、関節なども冷えて痛みやすくなります。

　お腹が弱くてエネルギーを作りにくい人は、腹部が冷えて下痢しやすいのが特徴です。

　とくに首や腰、足首などのくびれた部分は冷やさないように注意して、服装や入浴などでもケアしましょう。

■薬膳でのとらえ方

・温熱性の食材をとる

体を温める機能が弱り、新陳代謝も低下しています。しょうがやねぎなど温熱性の食材をとりましょう。お腹がとくに冷えている人は、冷飲や生ものは控えて、シナモンなどスパイスを活用しましょう。

・血行をよくする食材をとる

血行不良による冷えは女性に多く、血の不足から血の巡りが悪くなり、手足の先が冷たくなるのが特徴です。上半身はのぼせて下半身は冷えるようなこともあります。血を補い巡らせるために赤や黒の食材を積極的にとりましょう。帰経では、血を巡らせる働きがある肝、温めるエネルギーを作る脾、それを蓄える腎に該当する食材を選ぶとよいでしょう。

お肌の悩み

　ニキビやしみ、乾燥やたるみなど肌の悩みは尽きません。漢方では「肌は内臓の鏡」であり、心と体の健康状態が肌にあらわれると考えます。美しくハリのある肌を保つためにも1枚のガラスを磨くように、外側だけでなく内側からもしっかりとケアする必要があります。

　漢方では、肌トラブルは栄養と潤い不足、血の滞りなどで起こると考えます。栄養と潤いを送る血は、無理なダイエットや夜更かしなどで消耗します。肌はくすみ、乾燥してしわができやすくなり、髪も乾燥して抜けやすくなります。

　血の循環は、冷えやストレス、運動不足や食事の不摂生による代謝の低下などで滞り、紫色の塊に変化します。しみやクマ、吹き出物が出やすくなります。顔色が悪く、脂性肌になりやすいのが特徴です。

　しっかりと睡眠をとり、解毒を促すためにお通じのリズムを整えることが大切です。十分な栄養と潤いを送るためにも、水分のとり方と食事の内容は意識しましょう。

■薬膳でのとらえ方

・潤いを補う食材をとる

肌に栄養と潤いを送るための血が不足すると、乾燥して痒みなども起こります。潤いを消耗させる辛いものは控えて、ゆりねや松の実、ごまやきくらげなど肌に潤いを補う食材をとりましょう。よい血を作るためのレバーやくこの実など、赤い食材もおすすめです。

・赤みを抑える涼寒性の食材をとる

紫外線など外からの刺激、食事の不摂生や過剰なストレスなどで体内にこもった熱などは、赤みと熱感をもたらします。脂分と糖分はなるべく控えて、熱を冷してくれるにがうりやセロリ、はとむぎなど涼寒性の食材をとり入れましょう。

・肝・脾・肺を養う食材をとり入れる

皮膚と関連がある肺の食材は肌を潤します。脾は肺に栄養を送る血を作り出し、肝は血の巡りに関連しています。

心の不安定

　激しいストレスや長く続くストレス、それに疲労などが加わると、自律神経のバランスが乱れて心が不安定になります。イライラして怒ったり、クヨクヨと悩んだりちょっとしたことでドキドキしたり。まずは心の安定を取り戻すために、生活リズムの見直しから始めましょう。質のよい眠りが自律神経のバランスを整えます。22時から翌2時の間はなるべく眠りにつき、朝は早く起きて朝日を浴びましょう。

　漢方では心と体は一体であるととらえるので、心の不安定が体にあらわれると考えます。とくに五臓の肝には、自律神経のバランスを整えて心を安定させる働きがあります。肝の機能が失調すると、イライラして怒りやすくなったり、逆に気分が沈みます。肩こりや頭痛が気になり、月経のトラブルが起こることもあります。

　栄養を消化吸収して全身に送る働きをもつ脾の不調も心の不安定を引き起こします。元気がないので気力がわかず、細かいことに思い悩んでしまい、ため息をつくことが多くなります。食欲もわかず、胃が重くて下痢しやすくなります。

　■**薬膳でのとらえ方**

　・**肝を健やかにする**

　肝のトラブルがあると気がうまく巡らず、体内のリズムが乱れがち。月経不順や月経痛などにもつながります。気功、ヨガやストレッチなどで体を伸ばして、香味野菜などをとるようにしましょう。ほうれんそうやこまつなど、青々とした緑の濃い野菜も肝を助けます。

　・**脾を健やかにする**

　脾のトラブルがあると全身に栄養を送れず心も体もパワー不足の状態になります。細かいことに気配りし過ぎて疲れてしまい、マイナス思考になりがちです。消化のよいものを食べるように注意しましょう。やまのいもやかぼちゃなど黄色くて甘いいも類をとり入れましょう。

運動養生の大切さ

　心と体の緊張をゆるめてバランスをとることは、健康にとってとても大切なことです。運動養生を心がけると、自然治癒力も上がります。動くことで毛細血管をすみずみまで張り巡らせることができ、新陳代謝も高まります。筋肉と骨も刺激することになるので、体の衰えやトラブルを防ぐことにつながります。

　運動養生は続けることが大切です。毎日できなくても、続ける意欲をもち続ければよいので、まずは始めましょう。

■正しい呼吸を意識する

私たちは無意識に呼吸をしていますが、呼吸のリズムと深さを意識的にコントロールすれば、心身の健康につながります。吐く息をひと呼吸の始まりと考え、空気を深く多く吐き出すと、それだけ多くの空気が入ってきて、自然と深い呼吸になります。

■楽をせずに体を動かす機会を増やす

現代の便利な世の中では、体を動かす機会が減っています。なるべく階段を使う、電車やバスでもなるべく立つ、なるべく自分の足で移動するなど、手足を動かす機会を増やしてみましょう。

■続けやすい運動で積極的に体を動かす

筋肉量は運動しないと20歳前後をピークに年1％ずつ減るといわれています。自分にとって続けやすい運動、たとえばストレッチやラジオ体操、一駅前で降りて歩くなど、まずは動いてみましょう。

3. 男女の年齢と養生

ここがポイント！

- 男性は8年、女性は7年周期で一生の体調変化を考える
- 男性は脾腎、女性は肝腎を補うことが養生の基本となる

年齢と養生

　漢方では、女性の一生の体調変化を7年周期で、男性の一生の体調変化を8年周期で考えます。それぞれ節目の年齢で、体調に変化がみられるため、心や体のありようを見直すことが大切です。

　子ども時代（女性は7×2、男性は8×2の年ごろまで）は、成長過程のため内臓が弱い状態です。消化吸収力をもっと高めるためには、五臓の脾を養うことが必要です。

　青年期（女性は7×4、男性は8×4の年ごろまで）は、ライフステージのピークを迎えます。心も体も成長し、身体機能、生殖機能も最も強い時期になります。夜更かしをしたり、偏食をしたりと不規則な生活をしても、若さがあり、気力・体力があるこの時期はなんなく乗り越えられるかもしれません。しかし、この時期に無理をして気力を消耗したり、働き過ぎたり、暴飲暴食をしたりすると、五臓のバランスが乱れ、年を重ねてから体調を崩したり、大病につながることもあります。青年期は、旬のものを食べ、自然に逆らわずにバランスよく過ごすことが大切です。

　中年期（女性は7×6、男性は8×6の年ごろ）は、ライフステージのピークを越え、心や体の成熟とともに衰えを実感する時期です。多くの人は子育てや仕事、介護などに追われ、忙しくストレスの多い毎日を送ります。ストレスは五臓の肝のトラブルを招きます。家族や会社などのことが次々とやってくるので、自分自身の体調を見直すことを怠りやすい時期ですが、肝を養うことが必要です。

　老年期（女性は閉経以降、男性は8×8の年ごろから）は、ゆるやかに老化を感じつつ、心と体の調和を目指す時期です。毎日の暮らしのなかで、生命エネルギーである気を補い、五臓の腎の働きを養うことが大切です。腎を補うためには、消化吸収し、全身に栄養を送って体力をつける脾の働きも重要になります。

第5章　薬膳・漢方と暮らし

■ 年齢と五臓

	～×2			～×4				×7～	
女	0	7	14	21	28	35	42	49	56
男	0	8	16	24	32	40	48	56	64
	脾			調和		肝		腎	

■**脾を養うには**

黄色の食材をとり入れる：米、あわ、大豆、かぼちゃなど

甘味を適度にとり入れる：とうもろこし、さつまいも、きびなど

元気を補う食材を選ぶ：なつめ、りんご、にんじん、しいたけなど

※消化のよいものをよく噛んで食べる

■**肝を養うには**

緑の濃い食材をとり入れる：ほうれんそう、こまつななど

酸味を適度にとり入れる：柑橘類、キウイフルーツ、梅、酢など

赤・黒食材をとり入れる：くこの実、なつめ、レーズン、レバー、
　　　　　　　　　　　　ひじき、黒米など

※香味野菜やハーブなど香りのよいものもとり入れてバランスよく食べる

■**腎を養うには**

黒い食材をとり入れる：黒豆、黒ごま、小豆、ひじき、昆布など

鹹味を適度にとり入れる：海藻、えび、いか、牡蠣など

元気を補う食材をとり入れる：羊肉、やまのいも、くり、くるみ、
　　　　　　　　　　　　　　烏骨鶏、すっぽんなど

※食が細くなってきても、少量ずつ種類多く食べるように心がける

男性の養生

　漢方では男性の一生の体調変化を8年周期で考えます。中国では、「男性は気から生まれ、女性は血から生まれる」といい、男性はその一生を「気」に左右されるととらえます。男性は社会に出て体を使うことが多く、気の消耗が激しくなるからです。

　男性の養生の基本は、「腎脾を補う」ことです。腎は生命エネルギーを貯蔵するところで、腎の働きが弱くなると、足腰の衰え、動作がにぶる、白髪や抜け毛が増えるなど、体の老化を感じます。ライフステージのピークから腎の働きは低下し、死ぬときには腎の気はゼロになると考えます。腎を補うためには、脾の働きを高めることが大切です。食べたものがしっかりと消化吸収され、体の中で生命エネルギーに変わることが必要だからです。

　男性は、陰陽の陽。体に熱をもち、戦闘的でかっとなりやすく、筋肉質だといわれています。最近は、女性の社会進出や社会の制度により女性の男性化や「草食系」な陰の性質をもつ男性が増えたなどといわれます。男女の養生法も環境に応じて変化していくのかもしれません。

■ 男性のライフステージ

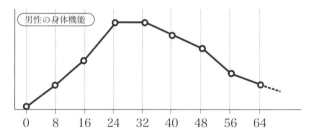

年齢	
8歳	歯がはえ揃う
16歳	生殖能力が備わる思春期
24歳	身長が伸びきり男性らしさが増す
32歳	身体機能、生殖機能のピーク
40歳	抜け毛が始まり歯も衰え始める
48歳	白髪が多くなり排尿時に衰えを感じる
56歳	足腰が弱くなる
64歳	歯も髪も抜けることが多くなり筋肉の衰えも感じる

女性の養生

　漢方では女性の一生の体調変化を7年周期で考えます。女性は、月経、妊娠、出産というメカニズムを備えているため、その一生を「血」に左右されるととらえます。また、冷えやストレスに敏感なのも女性です。ちょっとしたことでも、女性ホルモンや自律神経のバランスを崩します。

　女性の養生の基本は、「肝腎を補う」ことです。肝は「血の海」と呼ばれ、血を貯蔵します。肝はまた、気の巡りを調節しているので、精神的な活動、ストレスを調整し、心や体をのびやかにすることが大切です。腎は、生命エネルギーを貯蔵するところ。老化とは、加齢に伴い、腎の働きが衰え、生命エネルギーが減っていくことと考えるので、腎を補うことで気力、体力をつけ、若さを保つことにつながります。

　女性は、陰陽の陰。体が冷えると、気血の巡りが悪くなり、クヨクヨ考えたり、肥満気味になったり、こりや痛みなども出やすくなります。これらの未病を防ぐためにも冷えは禁物です。とくに下半身を冷やさないようにして、「頭寒足熱」を心がけましょう。

■ 女性のライフステージ

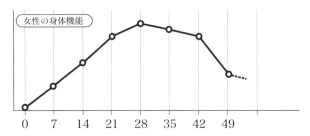

女性の身体機能

7歳	歯がはえ揃う
14歳	初潮を迎える
21歳	身長が伸びきり女性らしさが増す
28歳	身体機能、生殖機能のピーク
35歳	肌や髪が衰え始める
42歳	白髪が気になり始め不定愁訴が出やすい
49歳	閉経が近づく
閉経以降	しわが増え、いろいろなことが億劫になってくる

── 最後に ──

　ここまで健やかに過ごすためには心と体の調和を保つことが重要であると学んできました。そのためには、バランスのよい食事が大切だということを、みなさんもよくわかってきたでしょう。薬膳・漢方は、季節や年齢、性別、生活習慣などから、生活改善のすべを考えられるようになる暮らしの知恵なのです。

■調和を保つ食生活
・さまざまな色、味、帰経の食材をバランスよく食べる
・穀類を主体に野菜・根菜類をたっぷり、肉や魚なども適度にとり入れる
・脂肪分、糖分、酒、刺激物などの暴飲暴食を控える

Column

漢方処方と薬膳の歴史

　中国医学の基礎である『黄帝内経』は、漢方のバイブルともいえるものです。薬膳の基礎理論も作り上げられ、五味と五臓の関係や食材の味についても記載されています。このなかに 13 の処方が記載されていますが、そのうちの 6 処方は食材との組み合わせでした。いかの軟骨や雀のたまご、あわびなどが使われています。たとえば、「半夏粳米湯（はんげこうべいとう）」という漢方薬の「粳米」は、今でいう玄米にあたります。

　また、後漢の張仲景（ちょうちゅうけい）が記した『傷寒雑病論』には、食材を使った処方が多くみられます。虚弱な方の初期のかぜに用いる「桂枝湯（けいしとう）」には、しょうが、なつめ、シナモンが配合されています。「当帰羊肉湯（とうきようにくとう）」にはしょうがと羊肉が配合されていて、薬というよりは薬膳スープに近いものです。「百合鶏子湯（びゃくごうけいしとう）」には鶏のたまご、「白虎湯（びゃっことう）」には玄米、「瓜楼薤白白酒湯（かろうがいはくはくしゅとう）」という漢方薬にいたっては、酒とらっきょうが配合されています。

　唐の時代の書物『千金要方（せんきんようほう）』には 5300 処方が記載され、養生や病理などへの貢献が大きい書物です。食材は 162 種、薬膳食療方 117 種が収載されています。たとえば、ヨード欠乏症の症状には昆布や海藻類を用いる、夜盲症の症状には雀の目や牛・羊のレバーを用いることも記載されています。まさに「薬食同源」ですね。

「薬膳・漢方と暮らし」の学習ポイント

　薬膳・漢方は知識をもっているだけでなく、暮らしのなかで活かしてこそ私たちの健康に役立ってくれます。季節に合わせた養生、未病の状況に合わせた養生、年齢や性別に合わせた養生を意識して、真の健康を獲得しましょう。

季節に合わせた養生

　季節の養生では、自然と調和し、自然に生きることが基本であり大切なことです。日本には四季があります。季節の特徴は五行説の五気（五悪）【風熱湿燥寒】で表現されていますので、対処法を学びましょう。

　四季を春夏という陽の季節と、秋冬という陰の季節に分けたときには、食材の四気【寒涼温熱】で対応することも可能です。基本的には、旬の食材を旬の時期に食べることが大切です。

未病の状況に合わせた養生

　日常気になるちょっとした不調、疲れや冷え、肌の不調や心の不安定など未病は、毎日の過ごし方で予防、改善することが可能です。漢方ではどのようにとらえるのか、とくに五臓【肝心脾肺腎】との関連を学びましょう。そのうえで、薬膳での養生法を確認してください。

年齢や性別に合わせた養生

　漢方では、年齢や性別でも陰陽のバランスが大切だと考えます。男性は８年、女性は７年周期で体が変調します。自分が人生のどのサイクルにいるのか理解して、年代ごとに注意すべき五臓を養っていきましょう。

　また、男性は陽、女性は陰というように分けられます。陰陽バランスを整えましょう。また、男性は腎と脾、女性は腎と肝を養うことが大切だと考えます。それぞれの特徴を理解して養生に努めましょう。

季節と漢方

四季	春	夏・梅雨	秋	冬
陰陽	陽		陰	
食材の四気	寒涼の食材をとり入れる		温熱の食材をとり入れる	
五気(五悪)	風	熱・湿	燥	寒
五臓	肝	心・脾	肺	腎

五気（五悪）

【風】

春はよく風が吹きます。人に悪影響を与える病気の原因になる風を「風邪（ふうじゃ）」と呼びます。症状は主に体の上部や体表にあらわれ、症状がよく変わります。頭痛、めまい、じんましん、鼻のトラブル（かぜや花粉症）など。

【熱】

夏は「熱邪（ねつじゃ）」の影響で体内に熱がこもります。高熱、口が渇く、発汗などの症状のほか、体の上部にある頭や顔面に熱が上がります。症状は、主に口内炎、目の充血、頭痛、イライラして落ち着かない、興奮して眠れないなど。

【湿】

汗で湿った衣類や住まいの湿気などが原因で「湿邪（しつじゃ）」の影響を受けやすい梅雨時期。主な症状は、体が重だるい、口が粘つく、食欲不振、胃が重いなど。

【燥】

秋は空気が乾燥します。五臓の肺は「燥邪（そうじゃ）」に弱いため、鼻の乾き、のどの痛み、咳といった呼吸器系の病気や、口やのどが渇く、肌の乾燥、便秘しやすいなどの症状があらわれます。

【寒】

冬は寒さが厳しく、「寒邪（かんじゃ）」が心と体を冷やし、気血の巡りを悪くします。痛み、こわばり、手足や腰の冷えなどの症状があらわれ、さらさらで薄く透明の鼻水や尿が多くなります。

薬膳・漢方と暮らし おさらいしよう！
○×Question

次の文章が正しければ○、誤っていれば×を（　）に入れなさい。

Q1
（　）

春にめまいやじんましんなどの症状を引き起こすのは、五気（五悪）の湿である。

ヒントは▶P.131

Q2
（　）

五気（五悪）の燥は、鼻の乾きや咳、のどの痛みなどを引き起こしやすい。

ヒントは▶P.131

Q3
（　）

冷えが気になるときは、温熱性の食材や血行をよくする食材をとるとよい。

ヒントは▶P.121

Q4
（　）

暑い夏は、にがうりや緑茶などの苦味がよい。

ヒントは▶P.116

Q5
（　）

男性は7年周期、女性は8年周期で体調が変化しやすい。

ヒントは▶P.125

Q6
（　）

老年期には気を補い、五臓の腎を養うことが大切である。

ヒントは▶P.125

解答は▶P.159

チャレンジ！ 検定問題

実際の検定問題で考え方や覚え方を学びます。
問題を解いたら、P136 の解説で考え方を確認しましょう。

Q1 陰陽の消長と転化に関する記述のうち、<u>適切でない</u>ものはどれか。

① 冬の寒さが極まった後、暖かい春を迎えることを陰陽の転化という
② 冬至から春分にかけては陰が陽より多い
③ 春分から秋分は太陽の出ている時間が出ていない時間よりも長いので、陽が増え続ける時期である
④ 陽の気は夏至にピークを迎え、その後衰え始める

Q2 五行の関係性に関する記述のうち、適切なものはどれか。

① 金と木は相生関係にある
② 火は土の子である
③ 木と水は相克関係にある
④ 土は金の母である

Q3 五臓に関する記述のうち、<u>適切でない</u>ものはどれか。

① 脾は湿気に弱い
② 肝の不調は目や爪にあらわれやすい
③ 耳、髪、恐と関係が深いのは腎である
④ 秋に最も不調を起こしやすいのは心である

Q4 「頭が重く痛い」「むくみやすい」「舌が大きく腫れぼったい」などの症状があらわれるのは、次のうちどれか。

① 血虚　② 水滞　③ 瘀血　④ 気滞

Q5 水が滞っている時にとるとよい食材は、次のうちどれか。

① なつめ　② はとむぎ　③ にら　④ セロリ

Q6 辛味の働きとして適切なものは、次のうちどれか。

① かたいものをやわらかくする
② 体の熱を冷まし、便を下して出す
③ 滞っているものを発散させ、気血の流れをよくする
④ 痛みを止め、緊張を緩める

Q7 汗や出血が続くなどの不調がある時にとるとよい五味は、次のうちどれか。

① 酸味 ② 甘味 ③ 辛味 ④ 鹹味

Q8 とり過ぎると「汗をかきにくくなる」「便秘になりやすくなる」などの影響が起こる五味は、次のうちどれか。

① 酸味 ② 苦味 ③ 甘味 ④ 鹹味

Q9 寒涼の食材をとりいれた方がよい症状は、次のうちどれか。

① 気分が落ち込み鎮静状態
② 鼻水・痰が白く薄い
③ 尿色が黄色く、量が少ない
④ 温かい飲み物を好む

Q10 のぼせや顔の赤み、不安や不眠などは、どの五臓のトラブルか。

① 心 ② 脾 ③ 肺 ④ 腎

Q11 みかんの皮の別名として適切なものは、次のうちどれか。

① 南蛮毛 ② 陳皮 ③ 薏苡仁（よくいにん） ④ 銀耳

Q12 さんざしの主な効能として適切なものは、次のうちどれか。

① 乾燥する季節の潤い対策によい
② 腹痛、月経痛など冷えからくる痛みによい
③ 疲れ目や充血、目のトラブルによい
④ 肉の食べ過ぎや消化不良によい

Q13 しその特徴として適切でないものは、次のうちどれか。

① 脾に帰経して胃腸の働きを回復させるのによい
② 辛味があり、発汗をうながす
③ 体を冷やすので熱がある時に用いられる
④ 魚介類の食中毒予防にもよい

Q14 温性の性質をもち、足腰の冷えや疲労回復に有効な食材は、次のうちどれか。

① こまつな ② ほうれんそう ③ にら ④ はくさい

Q15 寒性の性質をもち、血の滞りの改善に役立つ食材は、次のうちどれか。

① えび ② とりにく ③ かに ④ ラム・マトン

Q16 五行色体表における五季と五臓の組み合わせで適切なものは、次のうちどれか。

① 土用－脾 ② 春－心 ③ 秋－腎 ④ 冬－肺

Q17 梅雨時期に「身体が重だるい」「口が粘つく」「食欲不振」「胃が重い」などの症状を引き起こしやすい五気は、次のうちどれか。

① 風 ② 湿 ③ 燥 ④ 寒

Q18 夏の養生として適切でないものは、次のうちどれか。

① にがうりや緑茶など苦味のあるもので熱を冷ます
② 汗をかいて熱を逃がすので酸味は控える
③ しょうがやしそ、スパイスなどを用いて、身体が冷え過ぎないように工夫する
④ 水を巡らせ熱を冷ますトマトやナスなどをとるように心がける

Q19 肌の悩みがある時の養生として適切でないものは、次のうちどれか。

① 肌は外側だけでなく内側からもケアする必要がある
② 潤いを補うために辛いものをとるとよい
③ 赤みを抑えるために涼寒性の食材をとるとよい
④ 睡眠やお通じのリズムを整えることも大切である

Q20 男性の養生として適切なものは、次のうちどれか。

① 7年周期で体調が変化しやすい
② 男性は陰陽の陰ととらえる
③ 気よりも血に一生を左右されやすい
④ 養生の基本は腎と脾を養うことである

解答と学習のヒント

Q1　③

陰陽の関係は対立、互根、消長、転化の４つです。そのうち、消長は
陰陽の量の変化、転化は質の変化と考えます。転化のポイントは「極
まった後に反対のものに変化する」こと。消長のポイントは同じ量で
あるところを起点に増減することです。　　　　　[参照：p30 のグラフ]

陰陽は食材の四気でも応用されます。「陰は暗く冷たく静か」「陽は明
るく暖かく活動的」というようにとらえるとイメージしやすいでしょ
う。

Q2　④

五行は母子の関係で相手を生み出す相生（右回りの五角形）と、相手
を抑制する相克（右回りの星形）でつながっています。五行の五角
形を書き出して、どのつながりをあらわしているのか目視で確認しま
しょう。　　　　　　　　　　　　　　　　　　　[参照：p33・34]

Q3　④

五行配当表は縦列のつながりから、五臓の不調があらわれやすい部位、
季節、気候、感情が見出せます。薬膳で対策を考える時に重要なので
暗記しましょう。五季と五気のセット、五臓と五根・五支・五志のセッ
トで覚えるとよいでしょう。　　　　　　　　　　　　[参照：p36]

秋と最も関係が深い五臓は肺。かぜ、鼻炎など鼻や呼吸に関わる不調、
乾燥肌やアトピー性皮膚炎など皮膚に関わる不調に注意が必要です。

Q4 ② Q5 ②

体を構成している３つの要素「気血水」は、不足や滞りがあると不調
があらわれます。おすすめ食材とセットで覚えましょう。
「重くだるい、むくむ、腫れぼったい」は水滞のサインです。水を巡
らせる食材を摂るのが薬膳のポイントです。特にはとむぎや豆類、ウ
リが用いられるので覚えておきましょう。　　　　　[参照：p41 ～ 43]
以下も覚える時のヒントにしてください。
気虚「疲れやすい、かぜをひきやすい、食欲がわかない」
　　　…なつめ、高麗人参、いも類
気滞「イライラ、お腹の張り、つかえる」
　　　…ハーブなど香りのよいもの、青い葉
血虚「肌の乾燥、ふらつき、眠れない」
　　　…赤色や黒色の食材、肉類
瘀血「月経痛など痛み、しみ・あざなど紫色」
　　　…さんざし、玉ねぎなど辛味食材、酢

Q6 ③ Q7 ① Q8 ①

Ｑ６は五味の働き、Ｑ７は五味が適応する症状です。これはセットで
覚えておくとよいでしょう。
辛味は滞っているものを発散させるので、かぜや消化不良の時に用い
ます。汗や出血が続いて止めたい時は、引き締めの働きがあり、出過
ぎるのを止める酸味を用います。　　　　　　　　　　[参照：p51]
Ｑ８は五味をとり過ぎた時の不調ですが、これも五味の働きとセッ
トで覚えるとよいでしょう。働きが過剰になると不調につながります。
汗が出ない、便が出にくいのは、出るのを止める酸味のとり過ぎが影
響しています。　　　　　　　　　　　　　　　　　[参照：p52]

Q9 ③

食材の四気は陰陽をあらわしています。どのような効果があるか、そ
れが適する症状は何かを関連させて覚えましょう。特に熱証、寒証の
症状として、色は最大のヒントになります。赤や黄色は熱、白や暗い
色は寒でみられます。　　　　　　　　　　　　　[参照：p48、50]

チャレンジ！検定問題

137

Q10 ①

食材の帰経をすべて覚えるのは至難の業です。この章では、五臓の働きと不調でみられる症状を覚えましょう。ここで役立つのは五行配当表（p36）です。五臓と縦につながる部位を覚えておくと、症状のヒントをつかめます。

「のぼせや顔の赤み」は顔面の症状、「不安や不眠」は思考の乱れによる症状と考えるので、五臓の心のトラブルです。

Q11 ②

乾物は生薬として利用されることも多く、別名があります。よく聞かれるものは覚えておきましょう。

①とうもろこしのひげ、③はとむぎ、④白きくらげ

他にもなつめ＝大棗、はすのみ＝蓮肉、やまのいも＝山薬、きんしんさい＝忘憂草、シナモン＝桂皮など。

Q12 ④

効能と食材を結び付けて覚えましょう。

①の文章から、乾燥によい食材を挙げられますか？　らっかせい、まつのみ、きくらげ、なしなどです。

②冷えによる痛みなら、温熱性の食材が候補に挙がります。シナモン、ラム・マトンなど。

③目に関わる肝に帰経するものが挙がります。きっか、くこのみなど。

Q13 ③

ひとつの食材について、この問のような項目を理解しておく必要があります。

①帰経と働き　②五味と働き　③五性と不調　④その他の特徴

しそは温性なので、冷えがある時に用います。

乾物、野菜、果物、魚肉など、同じ分類の中で違いがわかるようにしておくことも重要です。特に四気、特徴的な帰経などは覚えましょう。
Q14は緑の野菜での違いです。　　　　　　　　　　　［参照：p91 ～ 93］
こまつなとほうれんそうは冷やす性質を持ちます。はくさいは平性ですが潤いを補う働きが特徴的です。にらは温性で、特に肝腎に帰経するため足腰の冷えに有効です。
Q15は魚肉の中での違いです。　　　　　　　　　　［参照：p103 ～ 107］
肉は温熱性のものが多く、豚肉が例外で平性。魚介はあさりと、かにが寒性、えびと、さけが温性であることを覚えましょう。肝腎に帰経するか、脾に帰経するかを頭に入れておくと便利です。
以下のような覚え方も参考にしてください。
夏野菜の特徴として代表的な部分だけを比較してみると、とうもろこしが平性で脾肺に帰経、にがうりが苦味で寒性、心に帰経、トマトは酸味で涼性、肝に帰経、かぼちゃは温性で脾に帰経、とうがんは涼性で心腎に帰経などが挙げられます。

季節の養生については、まず五行配当表［参照：p36］の五季、五気、五臓のつながりを覚えましょう。その上で、季節に起こりやすい不調を五気と五臓に当てはめて覚えるとよいでしょう。　　［参照：p115 ～ 118］
薬膳の特徴も五行配当表の五色、五味を覚えることが必須となります。
Q17で梅雨は土用と考えるので、関連する五臓は脾、五気は湿です。
Q18では夏と梅雨の養生を考えます。苦味や涼寒性の食材で夏の暑さをしのぐのが基本。そこに酸味を加えて汗のかき過ぎを抑えます。しょうが、しそ、スパイスなどは温熱性の食材で、冷えすぎを防ぎます。
夏は暑く、ジメジメとして湿度も高いので、夏野菜が有効だとわかります。
このように関連付けて覚えましょう。

チャレンジ！検定問題

Q19 　②

肌は内臓の鏡なので、内側と外側の両方からケアする必要があります。潤いを補う食材が必要で、発散作用がある辛味は汗で潤いを外に飛ばしてしまうので、とり過ぎないほうがよいでしょう。　[参照：p128]
未病と養生では、どのように過ごせばよいのか、薬膳でのとらえ方も覚えましょう。
「疲れがとれない」
この段階でのケアが大切、睡眠や休養で回復させる。
「冷えが気になる」
痛みや冷えのぼせなどの症状にもつながるので、くびれた部分は冷やさない。
「心の不安定」
睡眠時間を含めて生活リズムを整え、肝や脾を健やかにする。

Q20 　④

男性と女性では異なった特徴を持っています。違いを覚えましょう。男性は8年周期で変化し、陰陽では陽に該当するので、血よりは気の影響を受けやすいのが特徴です。五臓では腎が男女共通、男性は脾、女性は肝を補うことが基本であることも覚えておきましょう。　[参照：p127、128]
年代による養生のポイントも押さえてください。子ども時代は脾を養う、青年期はバランスよく過ごす、中年期は肝を養い、老年期は特に腎の働きを養いましょう。

薬膳・漢方検定対策集

「薬膳・漢方検定」は、一般社団法人日本漢方養生学協会が主催する検定です。日本漢方養生学協会が認定する上位資格には、漢方養生指導士などがあります。「薬膳・漢方検定」では、薬膳と漢方の基礎を学び、知識の到達度を知り、より健やかな日常の暮らしに役立てましょう。

■検定概要

- ・四者択一方式のマークシートによる検定で、100 問出題（100 点満点）されます。
- ・検定時間は 60 分です。
- ・どなたでも、受検可能です。年齢、経験等の制限はありません。

検定の時期、開催場所など詳細については、
下記ホームページでご確認ください。
薬膳・漢方検定公式サイト
http://www.kentei-uketsuke.com/yakuzen-kampo/

■本書掲載の模擬問題について

次ページからの模擬問題は、本書に掲載された内容のチェック問題として、復習しやすいように、章ごとに出題しました。実際の検定では、テキスト掲載の順は関係なく出題されます。
検定合格を目指す方は 70%以上の正答率を目安にしましょう。
模擬問題の次に、解答と解説を掲載しています。

薬膳・漢方検定　模擬問題

以下の各設問について、最も適切なものをそれぞれの選択肢のなかから
ひとつ選びなさい。

第1章

Q1 薬膳という言葉が最初に記された書物は次のうちどれか。

① 後漢書　② 黄帝内経　③ 養生訓　④ 神農本草経

Q2 日本最古の医学書は次のうちどれか。

① 傷寒雑病論　② 養生訓　③ 医心方　④ 素問

Q3 次のうち、漢方の特徴として誤っているものはどれか。

① 人全体をみる
② 自然薬を用いる
③ 不調の一部だけを重視する
④ 自然治癒力の強化に努める

Q4 『養生訓』の著者は次のうちどれか。

① 伊尹　② 丹波康頼　③ 神農　④ 貝原益軒

Q5 養生に関する次の記述のうち適切でないものはどれか。

① 自然と調和することが大切である
② 心と体がともに健やかであることを重視する
③ 日本では養生訓という書物に養生の記載がある
④ 養生には常に特別な手当てが必要である

Q6 薬膳に関する次の記述のうち<u>適切でない</u>ものはどれか。

① 食材と生薬の両方で使用できるものを食薬という
② 似た分類の食材はその部位を補うという考え方を似類補類という
③ 薬膳では、食べる人の心と体の状態を知ることが大切である
④ 薬膳には必ず生薬が使われていなければならない

Q7 気血水に関する次の文章のうち<u>適切でない</u>ものは次のうちどれか。

① 気は生きる力となるエネルギーのことである
② 血は思考の源である
③ 水の働きだけが全身に潤いを与える
④ 気血水は不足を補うだけでなく巡らせることも大切である

Q8 『傷寒雑病論』に含まれるのは次のどれか。

① 金匱要略　② 素問　③ 黄帝　④ 霊枢

Q9 飲食物は目的に応じて薬にも食材にもなるという考え方を示すのは次のうちどれか。

① 医食同源　② 弁証施膳　③ 薬食同源　④ 陰陽平衡

Q10 お茶や入浴剤の材料としても用いられ、お灸の原料となっている民間薬は次のうちどれか。

① よもぎ　② どくだみ　③ 菊花　④ せんぶり

第2章

Q11 陰陽の関係で「どちらか一方が盛んになると、もう一方が衰える」ことをあらわす言葉は次のうちどれか。

① 消長　② 転化　③ 対立　④ 互根

Q12 五行のうち「養育」「受納」「変化」などの特性をもつものは次のどれか。

① 木　② 土　③ 金　④ 水

Q13 五行の関係性において火を克すのは次のうちどれか。

① 木　② 土　③ 金　④ 水

Q14 五臓の中で消化・吸収機能、水分・栄養の代謝などを担うのは、次のうちどれか。

① 脾　② 肝　③ 腎　④ 心

Q15 次の陽と陰の組み合わせで誤っているものはどれか。

	①	②	③	④
陽	太陽	火	女	春夏
陰	月	水	男	秋冬

Q16 冬に最も不調を起こしやすい臓腑は次のうちどれか。

① 肝　② 腎　③ 脾　④ 肺

Q17 五臓の肺と最も関係が深い味は次のうちどれか。

① 辛　② 甘　③ 酸　④ 苦

Q18 湿度の高い梅雨時（土用）に起こる胃腸や口の症状と最も関連の深い五臓は、次のうちどれか。

① 肝　② 心　③ 脾　④ 肺

Q19 陰陽に関する記述のうち、適切でないものはどれか。

① 昼と夜では、昼が陽である。
② 相手や見方しだいで、物事は陰にも陽にもなりえる。
③ 陰陽の量の変化を転化という。
④ 陰陽論とは先人の自然観察に基づいて生み出されたものである。

Q20 五行の関係性に関する記述として、適切なものは次のうちどれか。

① 木は水の子で火の母
② 金の母は火で子は土
③ 火は土の子で水の母
④ 水の母は木で子は火

Q21 五行配当表で金と最も関係が深いものは次のうちどれか。

① 耳 ② 秋 ③ 舌 ④ 怒

Q22 体を構成する成分について、「内臓や肌、髪を潤し、関節の動きをなめらかにする」のは次のうちどれか。

① 血 ② 水 ③ 肉 ④ 気

Q23 「視力低下」「爪が割れやすい」「こむらがえり」などの症状があらわれるのは、次のうちどれか。

① 瘀血 ② 水滞 ③ 血虚 ④ 気滞

Q24 気の不足がある時にとるとよい食材は次のうちどれか。

① なつめ ② しそ ③ あずき ④ 酢

第3章

Q25 「かたいものをやわらかくする」「便通をよくする」などの働きがある味は次のうちどれか。

① 酸 ② 苦 ③ 辛 ④ 鹹

Q26 とり過ぎて「体が冷えやすくなる」「皮膚が乾燥する」などの影響が起こる味は次のうちどれか。

① 酸 ② 苦 ③ 甘 ④ 辛

Q27 「温熱」の食材をとくにとり入れたほうがよいのは次のうちどれか。

① 夏 ② 手足がほてる ③ 手足が冷える ④ 口が渇く

Q28 帰経について誤っている文章は次のうちどれか。

① 症状と直接関連しない帰経の食材は食べてはいけない
② 帰経は長期間にわたる経験の積み重ねから得たものである
③ りんごは脾に帰経するので胃腸トラブルによいと考えられる
④ 肺経に属している梨はのどの渇きや空咳によいと考えられる

Q29 「イライラして怒りっぽい」「頭痛やめまい」「視力低下」などの不調と関連が深い五臓は、次のうちどれか。

① 肝 ② 脾 ③ 肺 ④ 腎

Q30 食材の性質をあらわす「四気」をあらわしているのは、次のうちどれか。

① 昇降浮沈 ② 寒涼温熱 ③ 補瀉散渋 ④ 五臓六腑

Q31 寒涼の食材は、次のうちどれか。

① トマト ② にら ③ 桃 ④ キャベツ

Q32 「動悸や息切れ」「のぼせや顔の赤み」「不安や不眠」などの不調と関連が深い五臓は、次のうちどれか。

① 肝 ② 心 ③ 脾 ④ 肺

Q33 食のバランスについて、適切でないものは次のうちどれか。

① 一日3食は、どの食事も十分な栄養がとれるように満腹になるまで食べるのがよい。
② 食事中の水分はとり過ぎないように注意するとよい。
③ 日本の伝統食は、日本人の体にあった理想的な食事である。
④ 食事に関しては、自分や家族の体調・体質によって臨機応変に選択するとよい。

第4章

Q34 薏苡仁（ヨクイニン）とは次のどれのことを示すものか。

① はすの実 ② はとむぎ ③ シナモン ④ とうもろこし

Q35 とうもろこしのヒゲのことを何というか。

① 南蛮毛 ② 金針菜 ③ 蘇葉 ④ 茉莉花

Q36 夏の熱中症によるのどの渇きに用いるのは次のうちどれか。

① 羊肉 ② しいたけ ③ シナモン ④ すいかの皮

Q37 菊花と合わせて目のトラブルなどに用いる食材は次のうちどれか。

① くこの実　② シナモン　③ 黒ごま　④ はすの実

Q38 辛味があり涼性の食材で、のどの痛みによい食材は次のうちどれか。

① しょうが　② だいこん　③ はくさい　④ うめ

Q39 食欲不振やだるさがある時に食べるとよい温性の食材は次のうちどれか。

① かぼちゃ　② なす　③ たけのこ　④ とうもろこし

Q40 体を内側から温めるので、冷えによる腹痛や関節痛をやわらげるのによい食材は、次のうちどれか。

① ジャスミン　② シナモン　③ 玄米　④ セロリ

Q41 しその性質として適切でないものは次のうちどれか。

① 花粉症の緩和　② 辛味　③ 涼性　④ 胃腸の働きを回復

Q42 体を温める性質をもつ魚介類は、次のうちどれか。

① かに　② いか　③ あさり　④ えび

Q43 ゆりねの特徴として適切でないものは、次のうちどれか。

① 心を落ち着かせるので、精神疲労からくるイライラや不安によい
② 肺を潤すので、咳を止めるはたらきがある
③ 熱性なので、冷えのある時によい
④ 肌に潤いを与えるので、乾燥肌によい

Q44 調味料の中で「百薬の長」と呼ばれ、少量とることで血行がよくなり体を温めるものは、次のうちどれか。

① 酒　② 黒酢　③ 塩　④ 黒糖

Q45 「山薬」と呼ばれ老化防止や滋養強壮によい食材は次のうちどれか。

① らっきょう　② しいたけ　③ やまいも　④ ゆりね

第5章

Q46 冷えが気になるときに過食しないほうがよい食材は次のうちどれか。

① しょうが　② シナモン　③ バナナ　④ 黒糖

Q47 春の養生として適切でないものは次のうちどれか。

① 酸味を控える
② 脾を助ける食材をとる
③ 早めに薄着になる
④ 旬の葉野菜や山菜などを食べる

Q48 子ども時代に特に養うとよい五臓は次のうちどれか。

① 肝　② 心　③ 脾　④ 腎

Q49 女性の養生を考えるときに適切でないものは次のうちどれか。

① 女性の一生は8年周期
② 女性は肝腎を補う
③ 女性は陰に属す
④ 女性は血の影響を受けやすい

Q50 疲れが気になるときの養生として適切でないものは次のうちどれか。

① 穀類を主体とした主食をしっかりと噛んで食べる
② 高麗人参は元気を補うので必ず使わなければならない
③ 夜更かしは控える
④ 胃腸の負担になるかたいものや脂っぽいものは控える

第1章

Q1　①

薬膳という言葉が最初に記された書物は『後漢書』です。『黄帝内経』は漢方の基礎理論を伝えるもので、『神農本草経』は生薬について解説しています。『養生訓』は江戸時代に日本で書かれた養生の心得です。

Q2　③

日本最古の医学書は『医心方』で、平安時代に丹波康頼によって完成されました。ここには中国医学の模倣ではなく、日本の風土や日本人の思考が反映されています。

Q3　③

漢方では人間をひとつの連動したシステムとみなし、全体のバランスが重要であると考えます。患部だけ、不調の一部だけを切り取ってみるのではなく、その人全体をみるのが特徴です。

Q4　④

貝原益軒83歳の時に書いた健康指南書が『養生訓』です。自らの体験と知恵を中国医学書の内容に加えており、現代に通じる内容も多く含まれます。

Q5　④

養生の実践では特別な手当てが必要なのではありません。自然と調和し、心身ともに健やかに過ごすために、陰陽と五行のバランスを整え、真の健康に向かって生命力を高めることが大切なのです。

Q6 ④

食材でもあり生薬でもあるものを食薬といいます。薬膳では特別な生薬を使う必要はなく、漢方理論に基づいて食材を選び、食べる人の状態や季節との関連などを重視してレシピを作成します。

Q7 ③

気血水は体の構成成分で、気は生きる力となるエネルギーです。血は栄養と潤いを全身に送り、思考の源でもあります。水は全身を潤します。気血水が不足なく十分に巡ることで健康を保つことができます。

Q8 ①

症状と治療法について記している『傷寒雑病論』は、急性疾患に関する『傷寒論』と慢性疾患に関する『金匱要略』とに分冊されています。他に、基礎理論と鍼灸について記されている『黄帝内経』も『素問』と『霊枢』にわけられています。

Q9 ③

薬と食材はどちらも飲食物であり区別はないという「薬食同源」の考え方にもとづいて、薬膳は成り立っています。

Q10 ①

日本にはさまざまな民間薬があります。中でもよもぎは、餅の中に入れたり、お茶や入浴剤として活用します。裏面にある白い綿毛を集めるともぐさになります。

第2章

Q11 ①

陰陽には、対立・互根・消長・転化という関係があります。「どちらか一方が盛んになると、もう一方が衰える」ことを消長といいます。一定にとどまらず、量を変化させながらバランスをとっています。

Q12 ②

五行の土は万物を生み出し、育て養う大地のイメージが集まったものです。あらゆるものを受け入れ、形を変えて、大地を豊かにするので、「養育」「受納」「変化」などの特性があると考えられました。

Q13 ④

五行のつながりのうち、相手を抑制しコントロールする関係を相克関係<ruby>相克<rt>そうこく</rt></ruby>関係といいます。相手の勢いを弱める間柄で、水が火の勢いを弱めることを意味しています。

Q14 ①

五臓は漢方での内臓の考え方です。現代医学は解剖学的にとらえますが、漢方では実物の臓器と一致するとは限りません。五臓をイメージするために、現代医学での機能も理解しておきましょう。

Q15 ③

陰陽論とは、自然にあるすべてのものは陰と陽という2つの要素で成り立つという考え方です。古代人の観察したイメージになりますが、男は活動的で外を動き回るので陽、女は穏和で家の内にいて守るため陰ととらえています。

Q16 ②

五行配当表では縦のラインで関連をみていきます。五季と五臓は対応していて、その季節に不調を起こしやすいと考えます。冬に不調を起こしやすいのは、寒さに弱い腎で、足腰の冷えなどが起こります。

Q17 ①

五行配当表は、まず横のラインを覚えることが大切です。肺は五臓の4番目ですから、五味の4番目に該当する辛味と対応します。音読みにできるものは音読みにして覚えましょう。
例）酸苦甘辛鹹…さんくかんしんかん

Q18 ③

五行配当表には健康や病気に関するヒントがあります。五臓の不調は関連する季節（五季）や、五臓につながる感覚器（五根）にあらわれやすいのが特徴です。湿度の高い梅雨は脾とそこにつながる口に不調が出やすいため、食欲不振や消化不良を起こします。

Q19 ③

陰陽論は中国古来の自然観で、先人の自然観察に基づいて生み出されました。陽は活動的で明るく温かいイメージ、陰は穏やかで暗く冷たいイメージのものです。陰陽は変化しながらバランスをとっていて、量の変化を消長、質の変化を転化といいます。

Q20 ①

五行説は5つの要素で自然界のつながりをあらわしています。五行は母と子という関係でつながります。木→火→土→金→水（→木）という流れで、手前が母で後にいる子を生みます。この関係を相生関係といいます。

Q21 ②

五行配当表では、さまざまな分野から5つの要素を集めて分類しています。これらは縦のラインでつながっていて、関係があると考えます。それぞれどの五行に属すのか覚えましょう。

Q22 ②

水は全身を潤す、血以外の液体です。血と水はどちらが不足しても肌や髪、内臓の潤いが減り乾燥します。大きな違いは、血が思考の源であり、水は関節の動きをなめらかにする働きがある点です。

Q23 ③

気血水の不足や滞りはさまざまな不調を引き起こします。特徴的なものを覚えましょう。血は栄養と潤いです。目で不足すれば、乾燥し視力が低下します。筋や爪の栄養が不足すれば、こむらがえりや爪割れが起こります。

Q24 ①

気血水の不足や滞りを予防したり、解消する食材があります。こちらも特徴的なものを覚えましょう。気の不足には、主食となる穀類や豆、芋、動物の肉などが有効です。薬膳ではなつめや高麗人参などもよく用いられます。

第 3 章

Q25 ④

五味にはそれぞれ働きがありますので、その特徴を覚えましょう。鹹味は、かたいものをやわらかくして、不要なものを排除する働きがあります。腫瘍やイボのような塊がある時や、便秘傾向に用います。

Q26 ②

五味をとり過ぎると五行のバランスが乱れます。どのようなことが起こりやすいか覚えましょう。苦味は体の熱を冷ます働きがあるので、とり過ぎると冷えます。さらに五行の金ラインを攻撃するので、肌が乾燥します。

Q27 ③

寒涼温熱の四気は、陰陽のバランスともいえます。温熱の食材は陽に該当するので、寒の状態、たとえば、手足が冷えるときなどに食べるとよいのです。北海道で熱性の羊肉を食べるのはそれに当たります。

Q28 ①

帰経とは、食材や生薬が五臓のどこに優先的に作用するのか示すものです。何よりも大切なのはバランスで、症状や体調に直接関連していない帰経の食材も、バランスよくとり入れましょう。

Q29 ①

五臓は体のさまざまな機能を系統的にとらえたものです。それぞれの働きと五行配当表でつながりを理解し、五臓の不調であらわれる症状を覚えましょう。怒りや目と関連するのは五臓の肝です。

Q30 ②

食材の陰陽バランスである四気は、体の熱を冷やしてくれる寒と涼、体を温めてくれる温と熱の4つの性質です。特徴的な食材は覚えておきましょう。また食材の四気を活かすために、体調の熱寒も理解しておきましょう。

Q31 ①

寒涼の食材は、体の熱を冷やし、鎮静の効果があります。のぼせて顔色が赤く、手足がほてるようなときや、鼻水・痰が黄色く濃いときなどに少し多めにとるとよいでしょう。トマトなどの夏野菜は寒涼のものが多いです。にら、桃は温性、キャベツは平性です。

Q32 ②

五臓は体のさまざまな機能を系統的にとらえたものです。それぞれの働きと五行配当表でつながりがあるものを理解し、五臓の不調であらわれる症状を覚えましょう。「動悸や息切れ」は胸、「のぼせや顔の赤み」は顔面、「不安や不眠」は思考の乱れなので心の不調です。

Q33 ①

薬膳・漢方でのよい食事は食材のバランスがよく、体の陰陽バランスを整える食事です。不必要に過食する、無理なダイエットをする、しっかり噛まずに食べる、生ものや冷たいものをとり過ぎるなどは大きな負担となるので注意しましょう。

第4章

Q34 ②

はとむぎは別名を薏苡仁といいます。水分代謝をアップしてむくみをとります。イボ取りの民間薬としても知られています。はすの実は蓮肉、シナモンは桂皮といいます。

Q35 ①

とうもろこしは甘く、主食としてもよく食べられています。とうもろこしのヒゲのことを南蛮毛といい、利尿作用があるのでむくみがあるときにお茶にして飲みます。蘇葉はしそ、茉莉花はジャスミンです。

Q36 ④

夏の熱中症によるのどの渇きには、寒涼の食材を選んで多めに食べるとよいでしょう。すいかやメロンなどウリ科の食材は、水を補い巡らせて、体内の熱を冷ましてくれます。ほかの選択肢はすべて温熱の食材です。

Q37　①

くこの実は目の疲れや乾き、視力低下などに用いる食材です。頭部の熱を冷ましてくれる菊花と合わせると効果的で、中国ではお茶として愛飲されています。滋養強壮の働きもあります。

Q38　②

だいこんは辛味があり、涼性の食材です。辛味の働きで邪気が発散されるとかぜの予防ができます。だいこんとはちみつを合わせると、のどの痛みをやわらげます。しょうがもかぜの予防に用いますが温性です。

Q39　①

胃腸の調子を整える食材はたくさんありますが、それぞれ四気が異なります。かぼちゃは温、なすは涼、とうもろこしは平です。特にかぼちゃは元気も補うので、夏の冷えや体のだるさにもよい食材です。

Q40　②

シナモンは桂皮という生薬としても有名です。甘味と辛味があり熱性で、体の内側から温めるので冷えによるさまざまな痛みに有効です。ジャスミンは温性ですが、イライラや憂鬱などの解消に役立ちます。セロリは涼性、玄米は平性です。

Q41　③

しそは温性の食材です。辛味の発散作用がかぜの予防や花粉症の緩和にも有効です。さらにお腹を温めるので、冷たいものをとり過ぎた時の胃腸トラブルなども解消してくれます。

Q42　④

肉や魚介類にも寒涼温熱の違いがありますので覚えておきましょう。魚介類では、さけが温性で胃腸の調子を整え、えびも温性で体力や気力のアップに有効です。いかとうなぎは平性で肝腎を養い、かには寒性で血のめぐりをよくしてくれます。

薬膳・漢方検定対策集

Q43 ③

ゆりねは寒性で心の熱をさますため、精神疲労からくるイライラや不安、眠れないなどの状態を落ち着かせてくれます。また肺を潤すため、空気が乾燥する時期に起こる咳や肌の乾燥にも有効です。

Q44 ①

調味料にも寒涼温熱の違いがあります。酒は「百薬の長」と呼ばれ、血行をよくして体を温めます。とり過ぎに注意して適量を用いれば、冷えや冷えによる痛みなどに有効です。黒糖と黒酢は温性で、血を補い血行をよくしてくれます。塩は寒性です。

Q45 ③

やまのいもは山薬と呼ばれる生薬でもあります。脾の働きをよくするので下痢や食欲不振、肺に帰経するため咳の改善、腎に帰経するので頻尿改善や老化防止にも有効です。

第5章

Q46 ③

冷えがとれないときには、しょうがやねぎ、シナモンなど温熱の食材を多めにとり入れて、バナナやきゅうりなど寒涼の食材は過食しないように注意が必要です。食べてはいけないのではなく、陰陽のバランスを考えるとよいでしょう。

Q47 ③

春は気温の変化が激しいので、上着の調整をこまめにすることが大切です。肝に不調が出やすいので、収斂の働きがある酸味をとり過ぎず、旬の山菜で解毒を促すとよいでしょう。脾を養う甘味もバランスよくとりましょう。

Q48 ③

五臓全体のバランスを整えることが大切ですが、年代によって不調があらわれやすい五臓は異なります。子ども時代は全体的に内臓が弱く、特に消化機能である脾を高めることが重要と考えます。

Q49 ①

女性の一生は7年周期で、7年ごとに体調に変化があらわれるので注意しましょう。また女性は陰に該当します。月経があるので、血液の影響を受けやすいのが特徴です。女性の養生の基本は肝腎を補うことです。

Q50 ②

疲れが気になるときは、かたいものや脂っぽいものは胃腸の負担になるので控えて、元気を補う穀類を主体とした主食をしっかり噛んで食べましょう。高麗人参は元気を補いますが、適度にとり入れることが大切です。

＜参考文献＞
『陰陽五行と日本の民族』 吉野裕子著 人文書院
『薬草カラー図鑑』 伊澤一男著 主婦の友社
『女性のための漢方生活レッスン』 薬日本堂監修 主婦の友社
『毎日役立つ からだにやさしい 薬膳・漢方の食材帳』 薬日本堂監修 実業之日本社
『漢方ビューティー』 薬日本堂・カガエ カンポウ ブティック監修 実業之日本社
『漢方養生指導士 養生総論』 薬日本堂 漢方スクール発行
『漢方養生指導士 養生薬膳』 薬日本堂 漢方スクール発行

薬膳・漢方検定対策集

第1章 現代の薬膳・漢方 ▶P.26

Q1 （○）漢方は漢方薬、鍼灸、気功、薬膳など医学、薬学や養生学までを含む。

Q2 （○）『神農本草経』は生薬を上品、中品、下品の３ランクに分類している。

Q3 （×）急性疾患について書かれた中国医学の古典は『傷寒論』。

Q4 （×）漢方では、病名よりも病人の全体を重要視する。

Q5 （×）薬効が目立ち、病気の予防や治療のために食するものは生薬。

Q6 （○）薬膳で重要なのは弁証施膳であり、人に合わせてメニューを作る。

第2章 漢方の基本 ▶P.46

Q1 （×）背中は日に当たるので陽、お腹は陰になるので陰と考えられる。

Q2 （○）陰陽の転化は質の変化、消長は量の変化ととらえる。

Q3 （○）五行配当表の縦列が同じ五行に分類されている。

Q4 （×）五行説における木の特性は、「生長発展」「のびやか」「円滑」など。

Q5 （×）問題文の症状は気滞でみられる。血虚では皮膚の乾燥や視力低下など。

Q6 （○）水滞によい食材は豆類や海藻、夏野菜などがある。

第3章 薬膳の基本 ▶P.62

Q1 （○）代表的な動物食材の四気は覚えよう。

Q2 （×）興奮や赤い顔は陽の状態なので、陰の寒涼食材を多めにとるとよい。

Q3 （×）辛味は発散作用がある。かたいものをやわらかくするのは鹹味。

Q4 （○）レモンや梅などの酸味には収斂作用があり、汗の出すぎを止める。

Q5 （×）動悸や高血圧など胸の症状は、心のトラブルが考えられる。

Q6 （○）五臓がそれぞれ担っている働きと不調は覚えよう。

第4章　身近な食材　　　▶P.112

Q1 （○）金針菜は鉄分も豊富で血の不足を補う。

Q2 （×）さんざしは脾の働きをよくして消化を助ける。

Q3 （×）トマトやもやしは寒涼性の食材なので夏によい。

Q4 （○）黒糖や黒酢、塩など代表的な調味料の四気は覚えておこう。

Q5 （○）セロリや菊の花は涼性で肝に帰経するため、目の充血によい。

Q6 （○）陳皮は温性でお腹を温めて働きをよくする。

第5章　薬膳・漢方と暮らし　　　▶P.132

Q1 （×）春のめまいやじんましんは五気（五悪）の風の特徴。

Q2 （○）五気（五悪）の燥は、秋に肺を攻撃しやすい。

Q3 （○）温熱性の食材や血行をよくする食材は冷えによる痛みなどによい。

Q4 （○）にがうりや緑茶などの苦味には熱を冷ます働きがある。

Q5 （×）男性は8年周期、女性は7年周期で体調が変化しやすい。

Q6 （○）子どもは脾、中年期には肝、老年期には腎をいたわるとよい。

食材一覧表

胃腸の調子を整え、心を穏やかにする

なつめ

食材の働き	
五味	甘
五性	温
帰経	肝、心、脾

疲れ目、滋養強壮、老化防止に

くこのみ

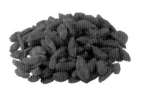

食材の働き	
五味	甘
五性	平
帰経	肝、肺、腎

食欲不振、ストレスフルなときに

チンピ

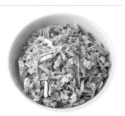

食材の働き	
五味	苦、辛
五性	温
帰経	脾、肺

心身の疲労回復、滋養強壮に

こうらいにんじん

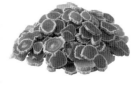

食材の働き	
五味	甘、苦
五性	温
帰経	脾、肺

疲れ目や充血、目のトラブルに

きっか

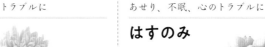

食材の働き	
五味	甘、苦
五性	涼
帰経	肝、肺

あせり、不眠、心のトラブルに

はすのみ

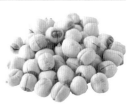

食材の働き	
五味	甘
五性	平
帰経	心、脾、腎

吹き出物やむくみの解消に

はとむぎ

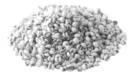

食材の働き	
五味	甘
五性	涼
帰経	脾、肺

気血水の巡りを正し、むくみや貧血に

きんしんさい

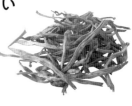

食材の働き	
五味	甘
五性	涼
帰経	肝、脾、腎

腹痛、月経痛など冷えからくる痛みに

シナモン

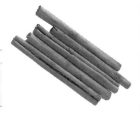

食材の働き
- 五味 甘、辛
- 五性 熱
- 帰経 肝、心、脾、腎

呼吸器や消化器系の乾燥、滋養強壮に

白きくらげ

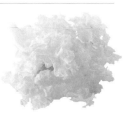

食材の働き
- 五味 甘
- 五性 平
- 帰経 脾、肺、腎

空咳や便秘、抜け毛、割れ爪に

まつのみ

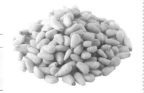

食材の働き
- 五味 甘
- 五性 温
- 帰経 肝、肺

尿の出が悪い、むくみの改善に

とうもろこしのヒゲ

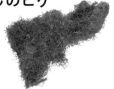

食材の働き
- 五味 甘
- 五性 平
- 帰経 肝、心、腎

夏の冷えやだるさ、食欲不振に

かぼちゃ

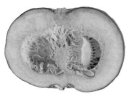

食材の働き
- 五味 甘
- 五性 温
- 帰経 脾

かぜの初期、食欲不振に

しょうが

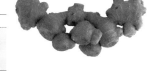

食材の働き
- 五味 辛
- 五性 温
- 帰経 脾、肺

精神疲労からくる不安、不眠に

ゆりね

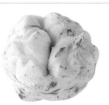

食材の働き
- 五味 甘
- 五性 寒
- 帰経 心、肺

慢性の下痢や咳、痰に

れんこん

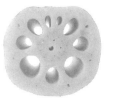

食材の働き
- 五味 甘
- 五性 寒
- 帰経 心、脾、肺

のどの不調や胃もたれ、かぜの予防に

だいこん

食材の働き
- 五味 甘、辛
- 五性 涼
- 帰経 脾、肺

老化予防や滋養強壮に

やまのいも

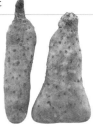

食材の働き
- 五味 甘
- 五性 平
- 帰経 脾、肺、腎

薬膳・漢方検定対策集

四気	食材	五味	帰経					掲載ページ
			肝	心	脾	肺	腎	
寒	ひじき	甘・鹹	○				○	84
	こんぶ	鹹	○		○		○	84
	にがうり	苦		○	○	○		87
	たけのこ	甘			○	○		89
	ゆりね	甘		○		○		94
	れんこん	甘		○	○	○		95
	もやし	甘		○	○			97
	すいか	甘		○	○		○	99
	バナナ	甘			○	○		100
	あさり	甘・鹹	○		○		○	103
	かに	鹹	○					104
	しお	鹹		○	○	○	○	110
涼	きっか	甘・苦	○			○		75
	はとむぎ	甘			○	○		76
	きんしんさい	甘	○		○		○	76
	あわ	甘・鹹			○		○	82
	あずき	甘・酸		○	○			83
	セロリ	甘・苦	○		○	○		87
	トマト	甘・酸	○		○			88
	とうがん	甘		○		○	○	88
	なす	甘			○	○		90
	こまつな	辛・甘	○		○	○		91
	ほうれんそう	甘	○		○	○		91
	だいこん	甘・辛			○	○		95
	ミント	辛	○			○		98
	なし	甘・酸		○	○	○		100
	みかん	甘・酸			○	○		101
	りんご	甘・酸		○	○			101
	とうふ	甘			○	○		110
平	くこのみ	甘	○			○	○	73
	はすのみ	甘		○	○		○	75
	黒きくらげ	甘	○		○	○	○	78
	白きくらげ	甘			○	○	○	79
	黒ごま	甘	○				○	79
	らっかせい	甘			○	○		81
	げんまい	甘			○	○		81
	黒まい	甘			○		○	82

四気	食材	五味	帰経 肝	心	脾	肺	腎	掲載ページ
平	黒まめ	甘			○		○	83
	とうもろこしのヒゲ	甘	○	○			○	84
	とうもろこし	甘			○	○		86
	えだまめ	甘			○		○	86
	キャベツ	甘	○		○		○	90
	はくさい	甘			○	○		92
	にんじん	甘	○		○	○		94
	やまのいも	甘			○	○	○	96
	しいたけ	甘	○		○			97
	うめ	酸	○		○	○		99
	いか	鹹	○				○	104
	うなぎ	甘	○				○	105
	ぶたにく	甘・鹹			○		○	107
	たまご	甘			○	○		108
	ぎゅうにゅう	甘			○	○		108
	はちみつ	甘			○	○		109
温	なつめ	甘	○	○	○			73
	チンピ	苦・辛			○	○		74
	こうらいにんじん	甘・苦			○	○		74
	さんざし	甘・酸	○		○			77
	ジャスミン	甘・辛	○	○	○			78
	くるみ	甘				○	○	80
	まつのみ	甘	○			○		80
	かぼちゃ	甘			○			89
	しょうが	辛			○	○		92
	にら	辛	○		○		○	93
	ねぎ	辛			○	○		93
	らっきょう	辛・苦			○	○		96
	しそ	辛			○	○		98
	さけ	甘			○			103
	えび	甘・鹹	○				○	105
	とりにく	甘			○			106
	とりレバー	甘・苦	○		○		○	106
	さけ	甘・辛・苦	○	○	○	○		109
	くろず	酸・苦	○		○			111
	こくとう	甘	○		○			111
熱	シナモン	甘・辛	○	○			○	77
	ラム、マトン	甘			○		○	107

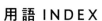

用語 INDEX

検定合格後の次のステップ

検定合格まで学んでくると、薬膳・漢方の考えは理論に基づいた予防医学のベースであることがわかるでしょう。

「薬膳・漢方検定」合格後の次のステップとして、「漢方養生指導士」を目指しませんか？　漢方基礎理論をしっかり学び、それを実践・指導できるスキルを身につけることができます。「薬膳・漢方検定」の知識をより深めて暮らしに活かしていきましょう。

「薬膳・漢方検定」に合格されると、合格証が交付されます。
合格証をお持ちの方は、薬日本堂漢方スクールの「漢方養生指導士　ベーシックコース」を受講の際、入学金が免除されます。

暮らしの中の漢方が学べる　漢方養生指導士　ベーシック

■このような方におすすめ
- ・「薬膳・漢方検定」の知識をもっと深めたい
- ・漢方の基礎理論をしっかり学びたい
- ・ご家族や大切な方の健康管理をしたい
- ・養生を含めた漢方に興味がある

■受講形態：通学（薬日本堂漢方スクール青山校、大阪校）
　　　　　　　　オンライン、通信

■修了条件：通学・オンライン：全18単位中15単位以上（1単位1時間）
　　　　　　　通信：課題の提出

■受講料：通学 42,000円、オンライン・通信 37,000円
　　　　　入学金 11,000円（漢方・薬膳検定合格者は入学金免除）
　　　　　※金額はすべて税込

漢方養生指導士とは？

漢方基礎理論に基づき、自身の体質に合わせた生活スタイルを実践創造できる人。つまり未病を癒し、病気にならないだけでなく、心身ともにより健康でより美しく充実した生活を実践・指導できる人のことをいいます。「漢方養生指導士 ベーシック」の認定試験に合格すると漢方養生指導士として活躍できるほか、「漢方養生指導士 アドバンス」、「漢方養生指導士 漢茶マスター」、「漢方養生指導士 薬膳マスター」などご希望に応じて学びをさらに深めることができます。

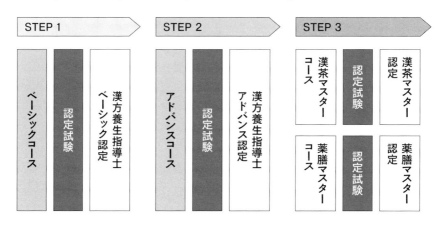

薬日本堂漢方スクールは、一般社団法人日本漢方養生学協会が資格認定している「漢方養生指導士」の養成を目的としたスクールです。

最新の情報など詳しくは
薬日本堂漢方スクール　ホームページ　https://www.kampo-school.com

薬日本堂

（くすりにほんどう）

www.nihondo.co.jp

1969 年創業。漢方をモダンに表現した「ニホンドウ漢方ブティック」、香りのアプローチを加えたビューティーブランド「カガエ カンポウ ブティック」、一に養生二に漢方を掲げる「薬日本堂」の三業態の漢方専門店・薬局を全国に展開。漢方専門相談員が丁寧なカウンセリングのもと、健康美容の総合アドバイスを行う。その他、スクール、出版・監修、日本コカ・コーラ社「からだ巡茶」の開発協力を含む他業種とのコラボレーションなど、漢方・養生を軸とした幅広い事業を展開する。『毎日役立つ からだにやさしい 薬膳・漢方の食材帳』（実業之日本社）など多くの書籍を監修している。

薬膳・漢方検定

（やくぜん・かんぽうけんてい）

www.kentei-uketsuke.com/yakuzen-kampo/

2008 年より漢方養生指導士（漢方スタイリスト）・漢方臨床指導士（漢方カウンセラー）の資格認定をしている一般社団法人日本漢方養生学協会が主催する検定。健康な暮らしに役立つ薬膳・漢方の基本が学べる。

👄 STAFF
監修／薬日本堂
企画協力／日本漢方養生学協会
撮影／ HALU（アトリエ ハル：G） 泉山美代子 日高奈々子 向殿政高
ブックデザイン・図版・DTP ／岩城奈々
執筆協力／伊嶋まどか（漢方養生指導士）
編集／アトリエ ハル：G

増補改訂版 薬膳・漢方検定公式テキスト

（ぞうほかいていばん やくぜんかんぽうけんていこうしき）

日本漢方養生学協会 認定

（にほんかんぽうようじょうがくきょうかい にんてい）

2023年11月24日 初版第1刷発行
2024年5月23日 初版第3刷発行

監 修 薬日本堂
発行者 岩野裕一
発行所 株式会社実業之日本社
〒 107-0062 東京都港区南青山6-6-22 emergence 2
電話（編集）03-6809-0473
（販売）03-6809-0495
https://www.j-n.co.jp/
印刷・製本 大日本印刷株式会社
© Kusuri Nihondo Co.,Ltd., atelier HALU:G, 2023 Printed in Japan
ISBN978-4-408-65064-7（第二書籍）